# 創傷管理
## ナースポケットマニュアル
―― 褥瘡・MDRPU・IAD・スキン-テア

松原康美　北里大学看護学部准教授

医学書院

> 謹告
> 著者,編集者並びに出版社として,本書に記載されている内容が最新かつ正確であるように最善の努力をしておりますが,薬剤の情報等は,ときに変更されることがあります.したがって,実際に使用される際には,読者御自身で十分に注意を払われることを要望いたします.
>
> 株式会社 医学書院

**創傷管理ナースポケットマニュアル**
褥瘡・MDRPU・IAD・スキン-テア

| 発　　行 | 2019年10月15日　第1版第1刷Ⓒ |
| --- | --- |
| | 2022年 2月15日　第1版第2刷 |
| 著　　者 | 松原康美 |
| 発行者 | 株式会社　医学書院 |
| | 代表取締役　金原　俊 |
| | 〒113-8719　東京都文京区本郷1-28-23 |
| | 電話　03-3817-5600(社内案内) |
| 印刷・製本 | アイワード |

本書の複製権・翻訳権・上映権・譲渡権・貸与権・公衆送信権(送信可能化権を含む)は株式会社医学書院が保有します.

ISBN978-4-260-03912-3

本書を無断で複製する行為(複写,スキャン,デジタルデータ化など)は,「私的使用のための複製」など著作権法上の限られた例外を除き禁じられています.大学,病院,診療所,企業などにおいて,業務上使用する目的(診療,研究活動を含む)で上記の行為を行うことは,その使用範囲が内部的であっても,私的使用には該当せず,違法です.また私的使用に該当する場合であっても,代行業者等の第三者に依頼して上記の行為を行うことは違法となります.

**JCOPY** 〈出版者著作権管理機構　委託出版物〉
本書の無断複製は著作権法上での例外を除き禁じられています.複製される場合は,そのつど事前に,出版者著作権管理機構(電話 03-5244-5088,FAX 03-5244-5089,info@jcopy.or.jp)の許諾を得てください.

# 序

昨今では，スマートフォンやパソコンで検索すれば，必要な情報が容易に得られるようになりました．しかし，あまりにも情報が多すぎてかえって混乱してしまうことがあるかもしれません．情報がコンパクトにまとめられていて，必要時すぐに活用できるものが望まれます．

私たちナースには，根拠にもとづいた質の高い看護実践を提供する責任があります．そして，療養者の生活をふまえた個別性を考えながらケアを実践する必要があります．

本書は，これらのニーズを満たせるように，ナースが臨床で遭遇する機会が多い，褥瘡，医療関連機器圧迫創傷（MDRPU），失禁関連皮膚炎（IAD），スキン-テア（皮膚裂傷）の4つのテーマを取り上げ，アセスメントと根拠にもとづいたケアを掲載しています．内容は，関連する学会のガイドブックやベストプラクィスに準拠し，できるだけ要点をしぼりシンプルに解説しています．また，臨床現場のナースからみたケアのポイントや留意点などを"CLINICAL EYE"として掲載しています．病院，施設，在宅の現場で，この1冊をポケットに入れておけば，忙しい時でもその場でケアの方法を確認することができます．

さらに，ベッドサイドでケアに困った時やうっかり忘れてしまった時に，ぱっと見てすぐわかるように，豊富な写真を掲載し，一部の手技は動画で確認することができるようにしています．

看護学生や新人ナースに限らず，ベテランナースの方も日々の実践に本書を活用していただければ幸いです．

2019年10月

北里大学看護学部准教授
松原康美

# 目次

## ▶ Part 1 | 褥瘡 ... 1

### 発生要因とリスクアセスメント ... 2
- 褥瘡 ... 2
- リスクアセスメント・スケールの活用 ... 4

### 体圧分散ケア ... 12
- 体位変換とポジショニング ... 12
- ギャッチアップ時の除圧 ... 15
- 車椅子上での体圧分散 ... 16
- 体圧分散マットレス ... 17

### 局所治療—DESIGN-R® 2020 の項目に沿った治療 ... 22
- DESIGN-R® 2020 による局所状態の評価 ... 22
- 急性期褥瘡と慢性期褥瘡 ... 30
- 急性期褥瘡の局所治療 ... 31
- DTI が疑われる場合の治療・ケア ... 32
- 慢性期褥瘡の治療 ... 34

### 局所ケア ... 50
- 創周囲皮膚と創部の洗浄 ... 50
- 創傷被覆材の貼付 ... 51
- 外用薬の塗布 ... 52

### 栄養管理 ... 54

## ▶ Part 2 | 医療関連機器圧迫創傷（MDRPU） ... 57

### 発生要因 ... 58
- 医療関連機器圧迫創傷 ... 58

### 医療関連機器別の MDRPU 予防ケア ... 60
- 静脈血栓塞栓症予防用弾性ストッキング ... 61
- 非侵襲的陽圧換気療法（NPPV）マスク ... 64
- 高流量鼻カニュラ（ハイフローセラピーネーザルカニュラ） ... 68
- 酸素カニュラ ... 70
- 四肢固定具（ギプス，シーネ） ... 72
- 頸椎固定具 ... 76
- 腰椎固定具（腰椎コルセット） ... 78
- 尿道留置用カテーテル ... 81
- 血管留置カテーテル（動脈ライン・末梢静脈ライン） ... 85
- 経鼻胃チューブ ... 88

## Part 3 | 失禁関連皮膚炎(IAD) … 93

- 発生要因とリスクアセスメント … 94
  - 失禁関連皮膚炎 … 94
- IAD 重症度評価スケール (IAD-set) … 96
  - IAD-set による評価の流れと進め方 … 96
- IAD-set ケアアルゴリズム … 100
  - 標準的スキンケア … 102
  - 付着する便の管理 … 104
  - 付着する尿の管理 … 109
  - 皮膚の状態の管理 … 113
- 製品一覧 … 116

## Part 4 | スキンーテア(皮膚裂傷) … 121

- 発生要因とリスクアセスメント … 122
  - スキンーテア … 122
  - スキンーテアか否かの判断 … 124
  - リスクアセスメント … 126
- 予防ケア … 128
  - 外力保護ケア … 128
  - スキンケア … 132
  - 栄養管理と教育 … 134
- 局所ケア … 136
  - 局所状態の評価 … 136
  - 創傷処置 … 139
  - 創傷被覆材の交換 … 141

索引 … 144

装丁・デザイン hotz design inc.

## 動画一覧

### ▶ Part 1 | 褥瘡
- 1-1 ポジショニング―仰臥位 ……………… 12
- 1-2 ポジショニング―側臥位 ……………… 13
- 1-3 ギャッチアップ時の除圧 ……………… 15
- 1-4 創周囲皮膚と創部の洗浄 ……………… 50
- 1-5 創傷被覆材の貼付と剥離 ……………… 51
- 1-6 外用薬の塗布 ……………………………… 52

### ▶ Part 2 | 医療関連機器圧迫創傷(MDRPU)
- 2-1 弾性ストッキングの装着 ………………… 62
- 2-2 NPPV マスクの装着 ……………………… 65
- 2-3 テープカットの工夫 ……………………… 83

撮影協力:清宮美詠(北里大学病院看護部 皮膚・排泄ケア認定看護師)

## 本書の動画の見かた

本書で MOVIE ▶ 1-1 動画マークをつけた手技の動画をご覧いただけます(PC と iPad, iOS/Android スマートフォンに対応.フィーチャーフォンには対応しておりません).下記の QR コードまたは URL のサイトにアクセスしてください.

URL
**http://www.igaku-shoin.co.jp/prd/03912/**

- 音声はありません.
- 携帯端末でパケット定額制サービスに加入していない場合,多額のパケット通信料が発生します.ご注意ください.
- 動画は予告なしに変更・修正したり,また配信を停止する場合もございます.ご了承ください.
- 動画は書籍の付録のため,ユーザーサポートの対象外とさせていただいております.ご了承ください.
- 本 Web 動画の利用ライセンスは,本書 1 冊につき 1 つ,個人所有者 1 名に対して与えられるものです.図書館・図書施設など複数人の利用を前提とする場合には,本 Web 動画を利用することはできません.

# Part 1

# 褥瘡

Part 1 | 褥瘡

# 発生要因とリスクアセスメント

## 褥瘡

### 1. 定義
- 身体に加わった外力は骨と皮膚表層の間の軟部組織の血流を低下,あるいは停止させる.この状況が一定時間持続されると組織は不可逆的な阻血性障害に陥り,褥瘡となる

### 2. 発生要因
- 褥瘡の最大の発生要因は,身体に加わった外力による皮膚および軟部組織への持続的圧迫
- 圧迫に加えて,ずれ,摩擦,湿潤などがあると,褥瘡発生リスクが高まる
- 終末期褥瘡は,一般的な発生要因に加え,以下が引き金要因となる
  ➡ 呼吸困難感,疼痛,胸水・腹水貯留,浮腫,神経浸潤による知覚低下,倦怠感,悪液質など
- 褥瘡が発生しやすい対象も知っておく
  ➡ 寝たきり高齢者,終末期,疾患急性期,周術期,脊髄損傷(車椅子生活),神経変性疾患,精神疾患など

## CLINICAL EYE

### 高齢者特有の褥瘡発生要因と皮膚の特徴を押さえておく

1) 高齢者特有の要因
   - 低栄養によるやせとそれに伴う過度な骨突出
   - 不動による大殿筋の廃用性萎縮
   - 脳血管障害などに関連する関節拘縮
※一度形成されると改善しにくいことがある

2) 高齢者の皮膚の特徴
   - 皮膚の菲薄化
   - 弾力性の低下 (たるみ,しわ)
   - 水分保持機能の低下
   - 組織耐久性の低下
   - 皮脂腺・汗腺の活動低下
   - 外的刺激により損傷しやすい (脆弱な皮膚)

## 3. 好発部位 (文献1を一部改変し、転載)

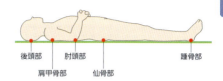

仰臥位：後頭部、肩甲骨部、肘頭部、仙骨部、踵骨部

側臥位：耳介部、肩峰突起部、肋骨部、腸骨稜部、大転子部、膝関節顆部、踵骨部・外果部・内果部

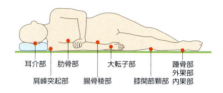

腹臥位：耳介部、肩峰突起部、乳房（女性の場合）、性器（男性の場合）、膝関節部、趾部

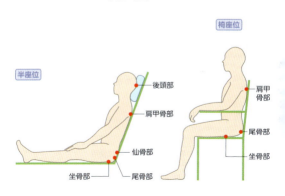

半座位：後頭部、肩甲骨部、仙骨部、尾骨部、坐骨部

椅座位：肩甲骨部、尾骨部、坐骨部

# リスクアセスメント・スケールの活用

## 1. リスクアセスメント・スケールの種類と項目

| 種類 | 項目 | | | | | | | | | |
|---|---|---|---|---|---|---|---|---|---|---|
| | 知覚の認知 | 活動性 | 可動性 | 摩擦とずれ | 骨突出 | 浮腫 | 関節拘縮 | 湿潤 | 栄養 | 組織灌流と酸素化 |
| OHスケール | | | ● | | ● | ● | ● | | | |
| 厚生労働省危険因子評価票 | | ● | ● | ● | ● | | ● | ● | ● | |
| ブレーデンスケール | ● | ● | ● | ● | | | | ● | ● | |
| ブレーデンQスケール | ● | ● | ● | ● | | | | ● | ● | ● |
| K式スケール | | | | | | | | ● | ● | |
| 在宅版K式スケール | | | | | | | | ● | ● | |

## 2. OHスケール (文献2を一部改変し, 転載)

| 危険要因 | 判定基準 | | |
|---|---|---|---|
| 自力体位変換 | できる:0点 | どちらでもない:1.5点 | できない:3点 |
| 病的骨突出（仙骨部） | なし:0点 | 軽度・中等度:1.5点 | 高度:3点 |
| 浮腫（むくみ） | なし:0点 | | あり:3点 |
| 関節拘縮 | なし:0点 | | あり:1点 |

#### 使用法と留意点

- 日本人の寝たきり高齢者・虚弱高齢者に使用
- 4項目の合計点（0～10点）で評価
- 褥瘡発生のレベルは, 合計点1～3点は軽度, 4～6点は中等度, 7～10点は高度に分類される
- 急性期患者などに使用する場合, 他のリスク要因も観察

## a. OHスケール危険要因の判定基準

| 危険要因 | 判定基準 |
|---|---|
| 自力体位変換能力 | ・ベッドや車椅子の上で，自力で動けない場合は「できない」，動ける場合は「できる」，それ以外は「どちらでもない」<br>・評価に際しては，自力体位変換のできない原因（麻痺がある，薬剤による意識低下，脊椎損傷など）は考慮しない<br>・普段は動けるが，時々動けなくなる場合などは「どちらでもない」<br>・「できない」と「どちらでもない」で迷う場合は，「できない」 |
| 病的骨突出 | ・仙骨中央部より8cm外側で，殿部がどのくらい低いかで判定<br><br>8cm　仙骨　0cm以下　なし（0点）／0〜2cm未満　軽度・中等度（1.5点）／2cm以上　高度（3点） |
| 浮腫 | ・足背部が判断しやすい<br>・足背部を母指でやさしく5秒間押して，指を離した時に指痕が消えない状態が続けば「あり」，指痕がなければ「なし」 |
| 関節拘縮 | ・どこか1か所にでもあれば「あり」，なければ「なし」 |

## 3. 厚生労働省危険因子評価票 (文献3をもとに作成)

<table>
<tr><th colspan="2">危険因子の評価</th><th colspan="2"></th></tr>
<tr><td colspan="2">日常生活自立度</td><td colspan="2">J (1,2) A (1,2) B (1,2) C (1,2)</td></tr>
<tr><td colspan="2">・基本的動作能力</td><td></td><td></td></tr>
<tr><td></td><td>（ベッド上　自力体位変換）</td><td>できる</td><td>できない</td></tr>
<tr><td></td><td>（椅子上　座位姿勢の保持，除圧）</td><td>できる</td><td>できない</td></tr>
<tr><td colspan="2">・病的骨突出</td><td>なし</td><td>あり</td></tr>
<tr><td colspan="2">・関節拘縮</td><td>なし</td><td>あり</td></tr>
<tr><td colspan="2">・栄養状態低下</td><td>なし</td><td>あり</td></tr>
<tr><td colspan="2">・皮膚湿潤（多汗，尿失禁，便失禁）</td><td>なし</td><td>あり</td></tr>
<tr><td colspan="2">・皮膚の脆弱性（浮腫）</td><td>なし</td><td>あり</td></tr>
<tr><td colspan="2">・皮膚の脆弱性（スキン-テアの保有，既往）</td><td>なし</td><td>あり</td></tr>
</table>

**使用法と留意点**

- 日常生活自立度がBまたはCの対象者に使用
- 7項目で構成．「できる・できない」または「なし・あり」で評価
- 質的評価で点数化はされないため，褥瘡発生リスクの程度は測れない
- 1つでも「あり」「できない」の項目があれば，看護計画を立案する

# Part 1 | 褥瘡 | 発生要因とリスクアセスメント

## 4. ブレーデンスケール (文献4より転載)

| 患者氏名 | 評価者氏名 | 評価年月日 |
|---|---|---|
| **知覚の認知**<br>圧迫による不快感に対して適切に対応できる能力 | **1. 全く知覚なし**<br>痛みに対する反応(うめく、避ける、つかむなど)なし。この反応は、意識レベルの低下や鎮静により、あるいは体のおおよそ全体にわたり痛覚の障害がある | **2. 重度の障害あり**<br>痛みのみに反応する。不快感を伝える時には、うめくことや身の置き場なく動くことしかできない。あるいは、知覚障害があり、体の1/2以上にわたり痛みや不快感の感じ方が完全ではない |
| **湿潤**<br>皮膚が湿潤にさらされる程度 | **1. 常に湿っている**<br>皮膚は汗や尿などのため、ほとんどいつも湿っている。患者を移動したり、体位変換するごとに湿気が認められる | **2. たいてい湿っている**<br>皮膚はいつもではないが、しばしば湿っている。各勤務時間中に少なくとも1回は寝衣寝具を交換しなければならない |
| **活動性**<br>行動の範囲 | **1. 臥床**<br>寝たきりの状態である | **2. 座位可能**<br>ほとんど、または全く歩けない。自力で体重を支えられなかったり、椅子や車椅子に座る時は介助が必要であったりする |
| **可動性**<br>体位を変えたり整えたりできる能力 | **1. 全く体動なし**<br>介助なしでは、体幹または四肢を少しも動かさない | **2. 非常に限られる**<br>時々体幹または四肢を少し動かす。しかし、しばしば自力で動かしたり、または有効な(圧迫を除去するような)体動はしない |
| **栄養状態**<br>普段の食事摂取状況 | **1. 不良**<br>決して全量摂取しない。めったに出された食事の1/3以上を食べない。蛋白質・乳製品は1日2皿(カップ)分以下の摂取である。水分摂取が不足している。消化態栄養剤(半消化態、経腸栄養剤)の補充はない。あるいは、絶食であったり、透明な流動食(お茶、ジュースなど)なら摂取したりする。または、末梢点滴を5日間以上続けている | **2. やや不良**<br>めったに全量摂取しない。普段は出された食事の約1/2しか食べない。蛋白質・乳製品は1日3皿(カップ)分の摂取である。時々消化態栄養剤(半消化態、経腸栄養剤)を摂取することもある。あるいは、流動食や経管栄養を受けているが、その量は1日必要摂取量以下である |
| **摩擦とずれ** | **1. 問題あり**<br>移動のためには中等度から最大限の介助を要する。シーツでこすれずに体を移動することは不可能である。しばしば床上や椅子の上でずり落ち、全面介助で何度も元の位置に戻すことが必要となる。痙攣、拘縮、振戦は持続的に摩擦を引き起こす | **2. 潜在的に問題あり**<br>弱々しく動く。または、最小限の介助が必要である。移動時皮膚は、ある程度シーツや椅子、抑制帯、補助具などにこすれている可能性がある。たいがいの時間は、椅子や床上で比較的よい体位を保つことができる |

※ 14〜17点が褥瘡発生の危険点 (配点は各項目の頭の数字)

### 使用法と留意点

- 褥瘡発生要因から抽出した6項目で評価
- 合計点は6〜23点 (配点は各項目の頭の数字) で、点数が低いほど、褥瘡発生リスクが高いと判断
- 褥瘡発生の危険点は、病院 14点、施設・在宅 17点
- 急性期患者に使用する場合は、状態変化を見逃さないように観察

| | |
|---|---|
| **3. 軽度の障害あり**<br>呼びかけに反応する. しかし不快感や体位変換のニードを伝えることが, いつもできるとは限らない. あるいは, いくぶん知覚障害があり, 四肢の1, 2本において痛みや不快感の感じ方が完全でない部位がある | **4. 障害なし**<br>呼びかけに反応する. 知覚欠損はなく, 痛みや不快感を訴えることができる |
| **3. 時々湿っている**<br>皮膚は時々湿っている. 定期的な交換以外に, 1日1回程度, 寝衣寝具を追加して交換する必要がある | **4. めったに湿っていない**<br>皮膚は通常乾燥している. 定期的に寝衣寝具を交換すればよい |
| **3. 時々歩行可能**<br>介助の有無にかかわらず, 日中時々歩くが, 非常に短い距離に限られる. 各勤務時間中に, ほとんどの時間を床上で過ごす | **4. 歩行可能**<br>起きている間は少なくとも1日2回は部屋の外を歩く. そして少なくとも2時間に1回は室内を歩く |
| **3. やや限られる**<br>少しの動きではあるが, しばしば自力で体幹または四肢を動かす | **4. 自由に体動する**<br>介助なしで頻回にかつ適切な (体位を変えるような) 体動をする |
| **3. 良好**<br>たいていは1日3回以上食事をし, 1食につき半分以上は食べる. 蛋白質・乳製品を1日4皿 (カップ) 分摂取する. 時々食事を拒否することもあるが, 勧めれば通常補食する. あるいは, 栄養的におおよそ整った経管栄養や高カロリー輸液を受けている | **4. 非常に良好**<br>毎食おおよそ食べる. 通常は蛋白質・乳製品を1日4皿 (カップ) 分以上摂取する. 時々間食 (おやつ) を食べる. 補食する必要はない |
| **3. 問題なし**<br>自力で椅子や床上を動き, 移動中十分に体を支える筋肉を備えている. いつでも, 椅子や床上でよい体位を保つことができる | |
| | Total | (点) |

Copyright : Braden and Bergstrom, 1988
訳:真田弘美 (東京大学大学院医学系研究科) / 大岡みち子 (North West Community Hospital, IL, USA)

## Part 1 褥瘡｜発生要因とリスクアセスメント

### 5. ブレーデン Q スケール (文献5より転載)

| 圧の強さと持続時間 | | | | 得点 |
|---|---|---|---|---|
| **可動性** | 1. まったく体動なし<br>介助なしでは、体または四肢を少しも動かさない | 2. 非常に限られる<br>時々体幹または四肢を少し動かす。しかし、しばしば自力で動かしたり、または有効な（圧迫を除去するような）体動はない | 3. やや限られる<br>少しの動きではあるが、しばしば自力で体幹または四肢を動かす | 4. 自由に体動する<br>介助なしで頻回にかつ適切な（体位を変えるような）体動をする | |
| **活動性** | 1. 臥床<br>ねたきりの状態である | 2. 坐位可能<br>ほとんど、またはまったく歩けない。自力で体重を支えられなかったり、椅子や車椅子に座るときは、介助が必要であったりする | 3. ときどき歩行可能<br>介助の有無にかかわらず、日中時々歩くが、非常に短い距離に限られる。各勤務時間内に、ほとんどの時間を床上で過ごす | 4. 幼すぎて歩けないすべての患者；もしくは歩行可能<br>起きている間は少なくとも1日2回は部屋の外を歩く。そして少なくとも2時間に1度は室内を歩く | |
| **知覚の認知** | 1. まったく知覚なし<br>痛みに対する反応（うめく、避ける、つかむなど）なし。この反応は意識レベルの低下や鎮静による。あるいは、体のおおよそ全体にわたり痛覚の障害がある | 2. 重度の障害あり<br>痛みにのみ反応する。不快感を伝えるときはうめくことや身の置き場なく動くことしかできない。あるいは、知覚障害があり、体の1/2以上にわたり痛みや不快感の感じ方が完全ではない | 3. 軽度の障害あり<br>呼びかけに反応する。しかし、不快感や体位変換のニードを伝えることがいつもできるとは限らない。あるいは、いくぶん知覚障害があり、四肢の1、2本において痛みや不快感の感じ方が完全ではない部分がある | 4. 障害なし<br>呼びかけに反応する。知覚欠損はなく、痛みや不快感を訴えることができる | |

#### 使用法と留意点

- 小児患者に使用
- 「圧の強さと持続時間」の3項目と、「組織耐久性と支持組織」の4項目で構成される
- 7項目の合計点は7〜28点（配点は各項目の頭の数字）で、点数が低いほど、褥瘡発生リスクが高いと判断
- 褥瘡発生の危険点は、先天性心疾患のない小児の場合で16点

| 組織耐久性と支持組織 | | | | | 得点 |
|---|---|---|---|---|---|
| 湿潤 | 1. 常に湿っている | 2. たいてい湿っている | 3. ときどき湿っている | 4. めったに湿っていない | |
| 摩擦とズレ<br><br>摩擦：皮膚が支持面に反してときに起こる<br>ズレ：皮膚と隣接する骨がそれぞれ反対側に滑るときに起こる | 1. 著しく問題あり<br>痙攣、拘縮、振戦は持続的に摩擦を引き起こす | 2. 問題あり<br>移動のためには中等度から最大限の介助を要する。シーツでこすれずに体を移動することは不可能である。しばしば床上や椅子の上でもずり落ち、全面介助で何度も元の位置に戻すことが必要となる | 3. 潜在的に問題あり<br>弱々しく動く、または最小限の介助が必要である。移動時皮膚は、ある程度シーツや椅子、抑制帯、補助具などにこすれている可能性がある。たいがいの時間は、椅子や床上で比較的良い体位を保つことができる | 4. 問題なし<br>体位変換時に完全に持ち上げることができる。自力で椅子や床上を動き、移動中十分に体を支える筋力を備えている。いつでも椅子や床上で良い体位を保つことができる | |
| 栄養状態<br><br>普通の食事摂取状況 | 1. 非常に不良<br>絶食であったり、透明な流動食を5日間以上摂取している。または末梢点滴を5日間以上続けている。または、アルブミン値が 2.5 g/dL 未満、あるいは、決して全量摂取しない。出された食事の1/2 以上を食べることはめったにない。たんぱく質・乳製品は1日2皿のみの摂取である。水分摂取が不足している消化態栄養剤の補充はない | 2. 不良<br>流動食や経管栄養を受けているが、年齢相応の十分なカロリーやミネラルは供給されていない。または、アルブミン値が 3 g/dL 未満、またはめったに全量摂取しない。普段は出された食事の1/2しか食べない。たんぱく質・乳製品は1日3皿分の摂取である。時々消化態栄養剤を摂取することがある | 3. 良好<br>経管栄養や高カロリー輸液を受けており、年齢相応のカロリーやミネラルが供給されている。またはたいていは1食につき半分以上は食べる。たんぱく質・乳製品を1日4皿分摂取する。時々食事を拒否することもあるが、勧めれば通常補食する | 4. 非常に良好<br>年齢相応の十分なカロリーが正常な栄養法で供給されている。例えば：毎食あるいは授乳ごとにおおよそ食べるあるいは飲む。食事は決して拒否しない。通常はたんぱく質・乳製品は1日4皿分以上摂取する。時々間食（おやつ）を食べる。補食する必要はない | |
| 組織灌流と酸素化 | 1. 極度に低下している<br>低血圧（平均動脈血圧が 50 mmHg 未満；新生児では 40 mmHg 未満）または生理学的に体位変換に耐えられない | 2. 低下している<br>正常血圧、酸素飽和度95%未満、または Hb が 10 g/dL 未満、または毛細血管再充満が2秒以上；血清 pH が 7.40 未満 | 3. 良好<br>正常血圧、酸素飽和度95%未満、または Hb が 10 g/dL 未満、または毛細血管再充満が2秒以上；血清 pH 正常 | 4. 非常に良好<br>正常血圧、酸素飽和度95%以上、Hb 値正常；そして毛細血管再充満が2秒以下 | |
| | | | | 計： | |

Quigley SM, Curley MA. Skin integrity in the pediatric population: preventing and managing pressure ulcers. J Soc Pediatr Nurs. 1996; 1(1): 7-18.（翻訳は，宮坂らによるものを掲載し，一部文献より引用・加筆したものである）

## Part 1 | 褥瘡 | 発生要因とリスクアセスメント

### 6. K式スケール (文献6より転載)

#### 前段階要因 YES 1点

[ ] 日中(促さなければ)臥床・自力歩行不可

前段階スコア 　点

[ ] 自力体位変換不可
- 自分で体位変換できない
- 体位変換の意思を伝えられない
- 得手体位がある

[ ] 骨突出
- 仙骨部体圧40mmHg以上
測定できない場合は
- 骨突出(仙骨・尾骨・坐骨結節・大転子・腸骨稜)がある
- 上肢・下肢の拘縮、円背がある

[ ] 栄養状態悪い
- まず測定 Alb3.0 g/dL↓ or TP6.0 g/dL↓
Alb、TPが測定できない場合は
- 腸骨突出40 mm以下 上記が測定できないときは
- 浮腫・貧血
- 自分で食事を摂取しない
- 必要カロリーを摂取していない
(摂取経路は問わない)

---

#### 引き金要因 YES 1点

引き金スコア 　点

**体圧** [ ] 体位変換ケア不十分(血圧の低下 80 mmHg未満、抑制、痛みの増強、安静指示など)の開始

**湿潤** [ ] 下痢便失禁の開始、尿道バルーン抜去後の尿失禁の開始、発熱38.0℃以上などによる発汗(多汗)の開始

**ずれ** [ ] ギャッチアップ座位などのADL拡大による摩擦とずれの増加の開始

---

#### 使用法と留意点

- 寝たきり入院高齢者に使用
- 「前段階要因」3項目、「引き金要因」3項目で構成される
- 要因の各項目をYES：1点、NO：0点で採点
- 前段階要因スコアの合計点：0〜3点、引き金要因スコアの合計点：0〜3点
- 前段階要因は危険因子の有無をスクリーニング
- 引き金要因は褥瘡発生を予測
- 引き金要因が1つでも加わると褥瘡発生リスクが高いと判断
- 状態変化の激しい時は、引き金要因を48時間ごとに採点

## 7. 在宅版 K 式スケール (文献 7 より転載)

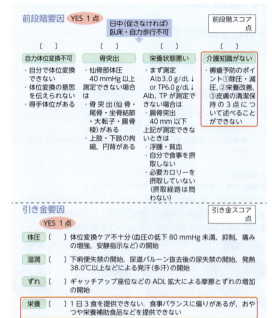

### 前段階要因 YES 1点

日中(促さなければ)臥床・自力歩行不可

前段階スコア 　　点

| 〔 　〕 | 〔 　〕 | 〔 　〕 | 〔 　〕 |
|---|---|---|---|
| 自力体位変換不可 | 骨突出 | 栄養状態悪い | 介護知識がない |
| ・自分で体位変換できない<br>・体位変換の意思を伝えられない<br>・得手体位がある | ・仙骨部体圧 40 mmHg 以上測定できない場合は<br>・骨突出(仙骨・尾骨・坐骨結節・大転子・腸骨稜)がある<br>・上肢・下肢の拘縮,円背がある | ・まず測定 Alb 3.0 g/dL↓ or TP 6.0 g/dL↓<br>Alb, TP が測定できない場合は<br>・腸骨突出 40 mm 以下上記が測定できないときは<br>・浮腫・貧血<br>・自分で食事を摂取していない<br>・必要カロリーを摂取していない (摂取経路は問わない) | ・褥瘡予防のポイント①除圧・減圧,②栄養改善,③皮膚の清潔保持の3点について述べることができない |

### 引き金要因

YES 1点

引き金スコア 　　点

| 体圧 | 〔 　〕 | 体位変換ケア不十分(血圧の低下 80 mmHg 未満,抑制,痛みの増強,安静指示など)の開始 |
|---|---|---|
| 湿潤 | 〔 　〕 | 下痢便失禁の開始,尿道バルーン抜去後の尿失禁の開始,発熱 38.0°C 以上などによる発汗(多汗)の開始 |
| ずれ | 〔 　〕 | ギャッチアップ座位などの ADL 拡大による摩擦とずれの増加の開始 |
| 栄養 | 〔 　〕 | 1 日 3 食を提供できない.食事バランスに偏りがあるが,おやつや栄養補助食品などを提供できない |

太枠 ⬜ は,K 式スケールに加えた介護力を評価する項目

#### 使用法と留意点

- 在宅療養者に使用
- K 式スケールの前段階要因に「介護知識がない」,引き金要因に「栄養」の項目を加えたもの
- 基本的には週 1 回評価を行う

# 体圧分散ケア

## 体位変換とポジショニング

### 1. 体位変換
- 基本的に体位変換は2時間ごとに実施するが,体圧分散マットレスを使用している場合は,4時間以内で行う
- 自動体位変換機能付きエアマットレスを使用してもよい

### 2. ポジショニング ▶1-1,2
- 30度側臥位,90度側臥位ともに行う
- 褥瘡部位,全身状態,安楽性,骨突出部位,関節拘縮を考慮して行う

#### a. 仰臥位
1. 体軸や肩・骨盤などのねじれ,左右差を観察する
2. 頭部の枕を,肩,頸部,頭部にかけて当たるように位置を調整する
3. 上肢を軽く外に開き,肩関節・腕の下にクッションを置く(写真①)
4. 両膝を軽く曲げ,大腿の奥までクッションを挿入する(写真②)

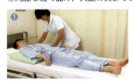 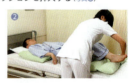

5. 足底部にクッションなどを当て,踵部を挙上する(写真③)
6. 高すべり性グローブを用いて,マットレスと腰部・殿部の接触面に手を入れ,圧抜きを行う(写真④)

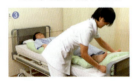 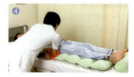

7. 腰部・殿部と踵部の位置や,体軸や肩・骨盤などのねじれがないか確認する

### 完成形

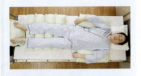

## CLINICAL EYE

### 見落としやすい押さえておくべきポイント

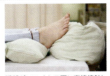

踵部が，マットレス面に直接接触していないことを必ず確認

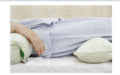

殿部下に隙間がないようにクッションなどを用いて調整

### b. 側臥位

1. 側臥位にし，衣類やシーツのしわを伸ばす
2. 背部から殿部にかけて枕を挿入する（写真❶）
3. 下肢にクッションを挿入する（写真❷）

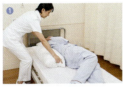
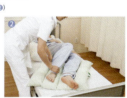

4. 上側の下肢を枕に乗せる（写真❸）
5. 殿部にクッションを挿入する（写真❹）

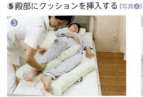
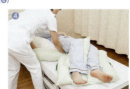

## Part 1 | 褥瘡 | 体圧分散ケア

6 下側の上肢・肩が圧迫されないように枕で調整する（写真❺）
7 高すべり性グローブを用いて，肩や大転子部などの圧がかかりやすい部分の圧抜きを行う（写真❻）

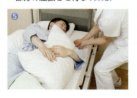
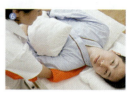

8 下側の耳介が折れていないか確認する
9 マットレス面と肩部の間の接触を解除する（肩部の圧抜き）
10 圧がかからないように枕の位置を調整する
11 体軸や肩・骨盤などのねじれがないかなどを確認する

### 完成形

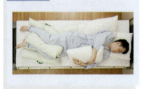

## 🔍 CLINICAL EYE

### 見落としやすい押さえておくべきポイント

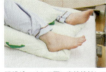

踵部がマットレス面に直接接触していないことを必ず確認（クッションの上に乗せるように調整）

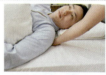

マットレス面と肩部の間の接触を解除する（肩部の圧抜き）

## ギャッチアップ時の除圧 MOVIE ▶1-3

1. ギャッチアップ時は，背部から尾骨部に圧力とずれが生じるため，いったんマットレス表面から背部を離し，背部に加わる外力を一度ゼロにする
2. 足側を挙上してから頭側を挙上する（写真❶，❷）

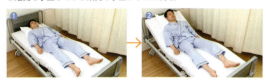

3. 高すべり性グローブをマットレス面と背部の間に挿入し，マットレス面を押す（背抜き）（写真❸）
   ※グローブがない場合は，前傾姿勢にし，一度ベッド面から背部を離す
4. ベッドと下腿後面の接触を解除する（下肢の圧抜き）（写真❹）

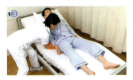 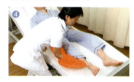

5. ベッドを平らにした後，仰臥位から側臥位にし，一度マットレス面から背部を離す（背抜き）（写真❺，❻）

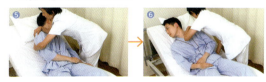

6. 再度，下肢の圧抜きを行う

## Part 1 褥瘡 | 体圧分散ケア

# 車椅子上での体圧分散

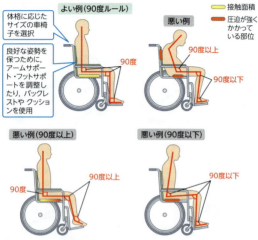

- 大腿の裏側の広い面積で体重を支えられるよう,股関節,膝関節,足関節ができるだけ90度になるように座る(90度ルール)
- 同じ姿勢での長時間座位を避けるため,15分〜1時間ごとの除圧動作(前屈,側屈,プッシュアップ,立ち上がりなど),臥位になる時間を組み入れる
- 円座は,座位姿勢が不安定になり,局所の圧力や阻血を増悪させるため使用しない

## CLINICAL EYE

### 状況・状態に応じた対応

- 車椅子に長時間乗車する場合,車椅子用の体圧分散クッションを使用する
- 骨盤が後方に傾いた状態(後傾)では,尾骨や仙骨に圧が集中しやすいため,減圧性能の高いクッションを選択する
- 円背が強い場合,背部にやわらかいクッションを使用したり,除圧動作を行う

# 体圧分散マットレス

## 1. 基本的な分類 (文献 8 をもとに作成)

| 用語 | 定義 |
|---|---|
| 反応型マットレス | 加圧した場合にのみ反応して圧再分配特性を変化させる性能を有する電動または非電動のマットレス |
| 能動型マットレス | 加圧の有無にかかわらず圧再分配特性を変化させる性能を有する電動のマットレス |
| 特殊ベッド | ベッドフレームとマットレスが一体になって機能するベッド |
| 非電動マットレス | 操作のために直流・交流を問わず電源を要しないマットレス |
| 電動マットレス | 操作のために直流・交流を問わず電源を要するマットレス |
| 上敷マットレス | 標準マットレス(圧再分配機能なし)の上に重ねて使用するマットレス |
| 交換マットレス | ベッドフレームの上に直接置くようにデザインされたマットレス |

## 2. 機能からみた分類 (文献 8 をもとに作成)

| 用語 | 定義 |
|---|---|
| 空気流動 | 電源を入れるとマットレス内に空気が流れ,それにより中のビーズが流動し,沈めると包む機能を発揮するもの |
| 圧切替 | 加圧と減圧が周期的に起こり(例:エアセルの膨張と収縮),圧再分配を行うもの |
| ローリング | 患者を側方へ回転させるもの |
| ローエアロス | 皮膚の温度と湿潤(寝床内環境)管理を支援するために空気の流れを供給するもの |
| 1区画 | 単一の圧再分配機能を有するもの |
| 多区画 | 異なる圧再分配機能を有する区分で構成されたもの |

## 3. 素材からみた分類・特徴

| 種類 | 主な特徴 |
|---|---|
| エア | ・個々に応じた体圧調整ができる<br>・多機能を備え，モード調整ができるものもある<br>・セル構造が多層の場合，低圧保持ができる<br>・自力体位変換時に安定感が得にくい<br>・電力が必要である<br>・圧切換や音などが不快感につながることがある |
| ウレタンフォーム | ・自力体位変換時に安定感が得やすい<br>・低反発のものは，身体が沈み込みすぎることがある<br>・電力を必要としない<br>・個々に応じた体圧調整はできない<br>・水に弱い（失禁，発汗）<br>・永久歪み（へたり）により体圧分散効果が低下する |
| ゲルまたはゴム | ・自力体位変換時に安定感が得やすい<br>・電力を必要としない<br>・マットレス重量が重い<br>・マットレス表面温度が低いため，患者の体温を奪うことがある |
| ウォーター | ・水の量により，個々に応じた体圧調整ができる<br>・頭側挙上時のずれ力が少ない<br>・患者の体温維持のため，水温管理が必要である<br>・時間とともに水が蒸発する<br>・水の浮遊感が不快感につながることがある |
| ハイブリッド | ・2種類以上の素材（エア，ウレタンフォーム）を組み合わせている |

## CLINICAL EYE

### 寝心地や快適性を考慮する

- 浮遊感，蒸れ感，沈み込み感，寝返りのしにくさ，腰痛などがある場合は，マットレスの変更，エアマットレスのモード調整などを検討する

## 4. 臥位時の体圧分散アルゴリズム (文献9より転載)

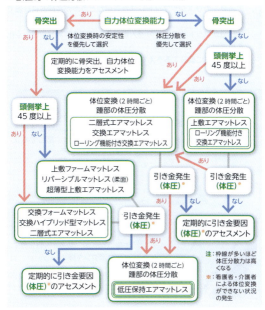

注：枠線が多いほど体圧分散力は高くなる
※：看護者・介護者による体位変換ができない状況の発生

## CLINICAL EYE

### 簡易体圧測定器の活用

- 適切な体圧分散マットレスを選択できているか，簡易体圧測定器を用いて確認する (p20)
- 体圧 40 mmHg 以上の場合は，マットレスの変更，エアマットレスのモード調整，クッションなどを用いたポジショニングなどを検討する

## 5. 簡易体圧測定器の使用

- 褥瘡発生のリスクやマットレスが適切かどうかが客観的に評価できる
- 体圧分散マットレスなどの導入後も体圧測定を実施し，圧の変化を再評価する
- 患者・家族に教育するうえでも有効

### 携帯型接触圧力測定器（パームQ®）の使用手順

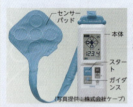

パッドが5つあることで，骨突出部位の周囲や，過体重療養者などの骨突出がない部位でも正確に圧を測定できる

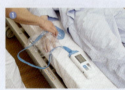

感染防止のため，パッド部をディスポーザブルの薄いビニール袋で覆う（写真❶）．電源を入れ，ガイダンスボタンを押す

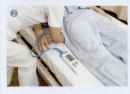

センサーパッドを測定部位に設置し，療養者を測定したい体位に整える．液晶画面を見ながら，中央のパッドの接触圧力が一番高くなるようにパッドの位置を調整する（写真❷）．スタートボタンを押し，約12秒後に測定結果が表示される

## 6. 管理上の留意点

- マットレスは，歪み（へたり），汚染，ポンプ機能などを定期的に点検する
- ウレタンフォームマットレスは，永久歪み（へたり）の程度によっては体圧分散効果が低下する
- マットレスおよびマットレスカバーが汚染された場合，消毒や洗浄ができないものもあるため，予め確認しておく
- マットレスは，直射日光の当たる場所に保管しない
- ウレタンは，変色する場合があるが，機能的には問題ない
- エアマットレス使用時は，CPR時の対処（緊急時のエア排出方法），停電時の対策（エアもれを防ぐ方法，日数など）を誰にでもわかるようにしておく

### CLINICAL EYE

#### ウレタンフォームマットレスの「へたり」について [10]

- へたりとは，外力を取り除いてもマットレス面がひずんで変形してた状態をいう
- へたりは，殿部に最も強くみられる傾向がある
- へたりの度合いによっては，体圧分散効果が低下する
- へたりの度合いは，使用年数ではなく使用頻度にも影響するため，定期的に点検する必要がある

# 局所治療 —DESIGN-R® 2020 の項目に沿った治療

## DESIGN-R® 2020 による局所状態の評価

### 1. DESIGN-R® 2020

- 「深さ (d, D)」を除いた合計点 (0〜66 点) で褥瘡の局所状態を評価し、重症度の判定ができる (合計点が高いほど重症)
- 9 点以下は「約 8 割は 1 か月未満に治癒」、18 点以下は「約 6 割は 3 か月未満に治癒」、19 点以上は「約 8 割は 3 か月で治癒しない」とされる
- DESIGN-R® 2020 の「R」は、Rating (評価・評点)

| Depth[*1] 深さ | | 創内の一番深い部分で評価し、改善に伴い創底が浅くなった場合、これと相応の深さとして評価する | | | |
|---|---|---|---|---|---|
| d | 0 | 皮膚損傷・発赤なし | D | 3 | 皮下組織までの損傷 |
|   | 1 | 持続する発赤 |   | 4 | 皮下組織を超える損傷 |
|   | 2 | 真皮までの損傷 |   | 5 | 関節腔、体腔に至る損傷 |
|   |   |   |   | DTI | 深部損傷褥瘡 (DTI) 疑い[*2] |
|   |   |   |   | U | 壊死組織で覆われ深さの判定が不能 |

| Exudate 滲出液 | | | | | |
|---|---|---|---|---|---|
| e | 0 | なし | E | 6 | 多量:1 日 2 回以上のドレッシング交換を要する |
|   | 1 | 少量:毎日のドレッシング交換を要しない |   |   |   |
|   | 3 | 中等量:1 日 1 回のドレッシング交換を要する |   |   |   |

| Size 大きさ | | 皮膚損傷範囲を測定:[長径 (cm) ×短径[*3] (cm)][*4] | | | |
|---|---|---|---|---|---|
| s | 0 | 皮膚損傷なし | S | 15 | 100 以上 |
|   | 3 | 4 未満 |   |   |   |
|   | 6 | 4 以上 16 未満 |   |   |   |
|   | 8 | 16 以上 36 未満 |   |   |   |
|   | 9 | 36 以上 64 未満 |   |   |   |
|   | 12 | 64 以上 100 未満 |   |   |   |

| Inflammation/Infection 炎症/感染 | | | | | |
|---|---|---|---|---|---|
| i | 0 | 局所の炎症徴候なし | I | 3C[*5] | 臨界的定着疑い (創面にぬめりがあり、滲出液が多い、肉芽があれば、浮腫性で脆弱など) |
|   |   |   |   | 3[*5] | 局所の明らかな感染徴候あり (炎症徴候、膿、悪臭など) |
|   | 1 | 局所の炎症徴候あり (創周囲の発赤、腫脹、熱感、疼痛) |   | 9 | 全身的影響あり (発熱など) |

| Granulation 肉芽組織 | | | | | |
|---|---|---|---|---|---|
| g | 0 | 創が治癒した場合、創の浅い場合、深部損傷褥瘡 (DTI) 疑いの場合 | G | 4 | 良性肉芽が創面の 10% 以上 50% 未満を占める |
|   | 1 | 良性肉芽が創面の 90% 以上を占める |   | 5 | 良性肉芽が創面の 10% 未満を占める |
|   | 3 | 良性肉芽が創面の 50% 以上 90% 未満を占める |   | 6 | 良性肉芽が全く形成されていない |

| Necrotic tissue 壊死組織 | | 混在している場合は全体的に多い病態をもって評価する | | | |
|---|---|---|---|---|---|
| n | 0 | 壊死組織なし | N | 3 | 柔らかい壊死組織あり |
|   |   |   |   | 6 | 硬く厚い密着した壊死組織あり |

| Pocket ポケット | | 毎回同じ体位で、ポケット全周 (潰瘍面も含め) [長径 (cm) ×短径[*3] (cm)] から潰瘍の大きさを差し引いたもの | | | |
|---|---|---|---|---|---|
| p | 0 | ポケットなし | P | 6 | 4 未満 |
|   |   |   |   | 9 | 4 以上 16 未満 |
|   |   |   |   | 12 | 16 以上 36 未満 |
|   |   |   |   | 24 | 36 以上 |

日本褥瘡学会 (2020)

*1:深さ (Depth:d/D) の点数は合計には加えない
*2:深部損傷褥瘡 (DTI) 疑いは、視診・触診、補助データ (発生経緯、血液検査、画像診断等) から判断する
*3:"短径" とは "長径と直交する最大径" である
*4:持続する発赤の場合も皮膚損傷に準じて評価する
*5:「3C」あるいは「3」のいずれかを記載する。いずれの場合も点数は 3 点とする

## 2. 褥瘡の深さ分類

・DESIGN-R® 2020 の深さ項目と NPUAP-EPUAP-PPPIA による褥瘡の重症度（深達度）分類の比較

| | DESIGN-R® 2020 による深さ | NPUAP-EPUAP-PPPIA による褥瘡の重症度分類 |
|---|---|---|
| | **d0** 皮膚損傷・発赤なし | — |
| | **d1** 持続する発赤 | **ステージ I** 通常，骨突出部に限局された領域に消退しない発赤を伴う損傷のない皮膚．色素の濃い皮膚には明白な消退は起こらないが，周囲の皮膚と色が異なることがある |
| | **d2** 真皮までの損傷 | **ステージ II** 黄色壊死組織（スラフ）を伴わない，創底が薄赤色の浅い潰瘍として現れる真皮の部分層欠損．水疱蓋が破れていないもしくは開放／破裂した，血清で満たされた水疱を呈することもある |
| | **D3** 皮下組織までの損傷 | **ステージ III** 全層組織欠損．皮下脂肪は確認できるが，骨，腱，筋肉は露出していない．組織欠損の深度がわからなくなるほどではないがスラフが付着していることがある．ポケットや瘻孔が存在することもある |
| | **D4** 皮下組織を超える損傷 **D5** 関節腔，体腔に至る損傷 | **ステージ IV** 骨，腱，筋肉の露出を伴う全層組織欠損．スラフまたはエスカー（黒色壊死組織）が創底に付着していることがある．ポケットや瘻孔を伴うことが多い |
| | **DTI** 深部損傷褥瘡（DTI）疑い | **DTI\* 疑い** 圧力やせん断力によって生じた皮下軟部組織が損傷に起因する，限局性の紫色または栗色の皮膚変色または血疱 \*DTI：皮膚に発赤を認めない，あるいは軽度の褥瘡にみえてもすでに深部で損傷が起こっている状態 |
| | **U** 判定不能 壊死組織で覆われ深さの判定が不能 | **判定不能** 潰瘍底がスラフ（黄色，黄褐色，灰色，緑色または茶色）やエスカー（黄褐色，茶色または黒色）に覆われている全層組織欠損 |

Part 1 | 褥瘡 | 局所治療 —DESIGN-R® 2020の項目に沿った治療

## 3. DESIGN-R® 2020 による評価
- 合計点は，深さ (d, D) 以外の 6 項目の合計を表記
- 大文字は重症 (DESIGNP)，小文字は軽症 (designp)
- 基本的には 1〜2 週間に 1 回評価
- 局所状態および全身状態の変化がみられる場合は，適宜評価

### a. DESIGN-R® 2020 の表記方法

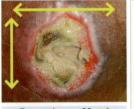

7 cm × 4 cm = 28 cm²

D (深さ)     : U
E (滲出液)   : 6
s (大きさ)   : 8
i (炎症/感染): 1
G (肉芽組織) : 5
N (壊死組織) : 3
p (ポケット) : 0
➡ 合計点は，23 点

### b. 褥瘡の局所状態の評価 (例)

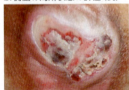

D : U  E : 6  s : 8
i : 0  G : 5  N : 3
p : 0
➡ 合計点は，22 点

黄白色の壊死組織あり，深さは判定不能

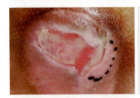

d : 2  e : 3  s : 6
i : 0  G : 4  N : 3
P : 6
➡ 合計点は，22 点

壊死組織は自己融解したが，ポケット形成

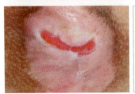

d : 2  e : 3  s : 3
i : 0  g : 1  n : 0
p : 0
➡ 合計点は，7 点

壊死組織，ポケットともに消失し，良性肉芽を形成

## 🔍 CLINICAL EYE

### D（深さ）評価のポイント

- 創内の一番深い部分で評価
- 合計点には加えない
- **d**（小文字）は真皮までの「浅い褥瘡」，**D**（大文字）は皮下組織に至る「深い褥瘡」

| 評価 | | 評価のポイント |
|---|---|---|
| **d0**<br>皮膚損傷・発赤なし | | ・正常あるいは治癒した状態 |
| **d1**<br>持続する発赤 |  | ・示指で発赤部を軽く3秒圧迫し，退色（白っぽく変化）するか確認する．退色する場合は，可逆性のある皮膚変化で「反応性充血（褥瘡でない）」，退色しない場合は「持続する発赤 **d1**」と評価する |
| **d2**<br>真皮までの損傷 |  | ・表皮が剝離した状態．真皮の一部が欠損した状態では毛包部（赤い点状のもの）が認められる場合がある<br>・水疱・血疱は，表皮と真皮の境界部に滲出液が貯留する真皮までの損傷であり，**d2** と評価する |
| **D3**<br>皮下組織までの損傷 |  | ・真皮が欠損している状態<br>・皮下脂肪に達する深さである<br>・一部柔らかい壊死組織が付着していることもある |
| **D4**<br>皮下組織を超える損傷 |  | ・骨，腱，筋肉が露出している状態<br>・超音波，CT などの画像診断で確認する<br>・骨髄炎を伴うことがある |
| **D5**<br>関節腔，体腔に至る損傷 |  | ・医師と深さを判定し，評価する<br>・超音波，CT などの画像診断で確認する<br>・膿胸腔との交通，骨髄炎を伴うことがある |
| **D DTI**<br>深部損傷褥瘡（DTI）疑い |  | ・DTI は近接する組織と比較し，ぶよぶよしたり，疼痛，硬結，熱感を伴うことがある<br>・視診，触診，超音波，CT，血液データなどから判断する |
| **DU**<br>壊死組織で覆われ深さの判定が不能 |  | ・壊死組織で覆われ，創底が確認できない場合は，**DU** と評価する |

25

Part1 | 褥瘡 | 局所治療 —DESIGN-R® 2020の項目に沿った治療

## CLINICAL EYE

### E (滲出液) 評価のポイント

- 1日に創傷被覆材の交換を何回要するかで判断
- 被覆材の種類は限定されていない
- ガーゼにおよそ換算し、1日1回以下の交換は **e** (少量・中等量)、1日2回以上の交換は **E** (多量) と判断

| | 評価 | 評価のポイント |
|---|---|---|
| e0 | なし | 以下のいずれかが該当<br>・褥瘡が治癒した状態<br>・発赤、紫斑、水疱形成の状態<br>・乾燥した硬い壊死組織で覆われている状態 |
| e1 | 少量<br>毎日の被覆材の交換を要しない | **e** (小文字) は「滲出液が少ない褥瘡」<br>・滲出液の量は、基本的に創の深さ (D) と相関するといわれ、創が浅くなるほど、滲出液は少なくなる<br>・しかし、壊死組織、感染、DTI (p32) などでも滲出液が少ないことがある |
| e3 | 中等量<br>1日1回の被覆材の交換をする | |
| E6 | 多量<br>1日2回以上の被覆材の交換を要する | **E** (大文字) は「滲出液が多い褥瘡」<br>・滲出液が多い場合、炎症や感染、壊死組織の融解、過剰肉芽、膿瘍形成などが疑われる |

## CLINICAL EYE

### S (大きさ) 評価のポイント

- 潰瘍の周囲に持続する発赤や紫斑がある場合は、それらを含めて計測

| | 評価 | 評価のポイント |
|---|---|---|
| s0 | 皮膚損傷なし | ・褥瘡が治癒した状態<br>・褥瘡が治癒していなければ「s0」とは判断しない |
| s3 | 4 cm² 未満 | [測定例]<br>a:長径 (cm)  b:長径と直交する最大径 (cm) |
| s6 | 4 cm² 以上　16 cm² 未満 | |
| s8 | 16 cm² 以上　36 cm² 未満 | a (10) × b (5) = 50 cm²<br>➡「s9」と判断 |
| s9 | 36 cm² 以上　64 cm² 未満 | a (12) × b (9) = 108 cm²<br>➡「s15」と判断 |
| s12 | 64 cm² 以上　100 cm² 未満 | |
| s15 | 100 cm² 以上 | |

## CLINICAL EYE

### I（炎症 / 感染）評価のポイント

- 炎症・感染の場合，滲出液が粘稠性になったり，臭いを伴うことがある
- 炎症の 4 主徴 ➡ 発赤，腫脹，熱感，疼痛
- 局所の感染が全身に及ぶと，敗血症を起こし生命にかかわることがある
- 炎症・感染を伴う場合は，最優先にその制御を行う

| | 評価 | 評価のポイント |
|---|---|---|
| i0 | 局所の炎症徴候なし | ・創周囲に炎症徴候がなく，正常な状態 |
| i1 | 局所の炎症徴候あり（創周囲の発赤，腫脹，熱感，疼痛） | ・炎症徴候は，創周囲の状態で判断<br>・手袋をして創周囲に触れ，硬さ，温度，色，痛みなどを健常皮膚と比較し，評価 |
| I3C | 臨界的定着疑い | ・創面にぬめりがある<br>・滲出液が多い<br>・肉芽がある場合，浮腫状で脆弱 |
| I3 | 局所の明らかな感染徴候あり（炎症徴候，膿，悪臭など） | ・炎症所見に加え，創面の滲出液に膿や悪臭を伴う場合<br>・壊死組織がある場合は，組織内部で細菌が増殖し，感染のリスクが高くなる |
| I9 | 全身的影響あり（発熱など） | ・局所の炎症・感染に加え，発熱などの全身症状が認められる場合<br>・菌血症，敗血症，蜂窩織炎，骨髄炎に至る場合もある |

Part 1 | 褥瘡 | 局所治療 —DESIGN-R® 2020の項目に沿った治療

## 🔍 CLINICAL EYE
### G（肉芽組織）評価のポイント

- 良性肉芽が占める割合により6段階で評価
- 良性肉芽が創面の50%以上は **g**（小文字），50%未満は **G**（大文字）
- 良性肉芽と不良肉芽（過剰肉芽）の判別が必要（下記参照）

| | 評価 | 評価のポイント | |
|---|---|---|---|
| g0 | 創が治癒した場合，創の浅い場合，深部損傷褥瘡（DTI）疑いの場合 | | ・持続する発赤，水疱形成，DTI疑いの場合も該当 |
| g1 | 良性肉芽が創面の90%以上を占める | | |
| g3 | 良性肉芽が創面の50%以上90%未満を占める | | ・鮮紅色（牛肉色），表面が平坦 ➡ 良性肉芽：約25% |
| G4 | 良性肉芽が創面の10%以上50%未満を占める | | ・淡いピンク色（豚肉色），浮腫状の肉芽，創底に段差がある ➡ 不良肉芽：約75% <br> 「G4」と判断 |
| G5 | 良性肉芽が創面の10%未満を占める | | |
| G6 | 良性肉芽が全く形成されていない | | ・全面が壊死組織や不良肉芽で覆われている場合に該当 |

### 良性肉芽と不良肉芽（過剰肉芽）の比較

| 良性肉芽 | 不良肉芽 |
|---|---|
| ・鮮紅色（牛肉色）<br>・適度な湿潤<br>・創面は平坦，微細顆粒状<br>・滲出液は比較的少ない | ・淡いピンク色（豚肉色）<br>・過度な湿潤<br>・創面はぶよぶよした粒状あるいは浮腫状<br>・滲出液は比較的多い |

## CLINICAL EYE

### N(壊死組織)評価のポイント

- 壊死組織は,「あり」「なし」とその性状で評価
- 良性肉芽と壊死組織が混在している場合は,わずかでも壊死組織があれば「あり」と評価

| 評価 | | 評価のポイント |
|---|---|---|
| n0 | 壊死組織なし | ・創面の色調や大きさにかかわらず,壊死組織がない場合 |
| N3 | 柔らかい壊死組織あり | ・創面が湿潤し,柔らかい壊死組織がある場合に該当<br>・腱や骨が露出していると,創面が白っぽく見えるため,壊死組織と区別する |
| N6 | 硬く厚い密着した壊死組織あり | ・創面が硬く,厚い壊死組織で覆われている場合に該当<br>・滲出液は比較的少ない,または全くない場合もある |

## CLINICAL EYE

### P(ポケット)評価のポイント

- ポケットの大きさは,体位によって差があるため,毎回同じ体位で測定
- ポケットの計測は,細綿棒,P-ライト(創内のポケットを測定する,先端にライトがついた柔軟性のあるチューブ)などを使用
- ポケット内に鑷子を入れると創損傷のリスクがある

| 評価 | | 評価のポイント |
|---|---|---|
| p0 | ポケットなし | ・ポケットがない場合 |
| P6 | 4 cm² 未満 | 【測定例】 潰瘍面を含めたポケットの大きさ($c \times d$)から,潰瘍面の大きさ($a \times b$)を差し引いたもの<br>$c(10) \times d(6) - a(7) \times b(4) = 32$ cm²<br>→「P12」と判断 |
| P9 | 4 cm² 以上 16 cm² 未満 | |
| P12 | 16 cm² 以上 36 cm² 未満 | |
| P24 | 36 cm² 以上 | |

# 急性期褥瘡と慢性期褥瘡

## 1. 急性期褥瘡とは
- 褥瘡発生直後から約1〜3週間をいう

【特徴】
- 全身状態が不安定
- さまざまな褥瘡発生要因が混在
- 局所に炎症反応がある
- 創状態が変化しやすい(発赤,紫斑,水疱,びらん,浅い潰瘍,壊死など)
- DTI (p32) の可能性がある

## 2. 慢性期褥瘡とは
- 創傷治癒過程(出血・凝固期,炎症期,増殖期,成熟期)のいずれかが障害され,治癒が遅延したものをいう

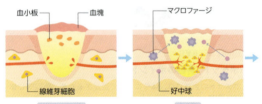

出血・凝固期
(受傷直後〜数時間)
・止血
・血小板凝集
・フィブリノーゲンの作用で血塊

炎症期
(受傷後数時間〜3日程度)
・発赤,腫脹,熱感,疼痛
・血管透過性亢進
・マクロファージ増加
・線維芽細胞活性化,血管新生

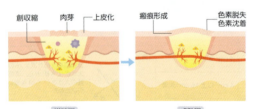

増殖期
(受傷後3日程度〜数週間)
・肉芽形成
・上皮化
・創収縮

成熟期
(数週間〜数年間)
・瘢痕形成
・コラーゲン再形成
・色素脱失,色素沈着

# 急性期褥瘡の局所治療

## 1. 創傷被覆材
[推奨]

- ポリウレタンフィルム
  (オプサイトウンド, テガダーム トランスペアレントドレッシング, パーミエイドSなど)
- 真皮に至る創傷の場合は, 貼付後も創が視認できる創傷被覆材
  (デュオアクティブET, テガダーム ハイドロコロイドライトなど)

### 使用例

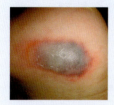

踵骨部付近に血疱がみられる.
ポリウレタンフィルムを貼付し,
毎日観察

## 2. 外用薬
[推奨]

- 酸化亜鉛 (亜鉛華軟膏)
- ジメチルイソプロピルアズレン (アズノール軟膏)
- 白色ワセリン
- 感染を伴う場合はスルファジアジン銀 (ゲーベンクリーム) などが有効

### 使用例

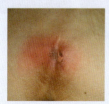

仙骨部に表皮剥離がみられ, 周囲に発赤を伴っている.
アズノール軟膏を使用し, 毎日観察

Part 1 | 褥瘡 | 局所治療 —DESIGN-R® 2020の項目に沿った治療

# DTI が疑われる場合の治療・ケア

## 1. DTI とは
- DTI (deep tissue injury) とは，深部の組織損傷のことで，圧力による負荷および虚血による代謝障害から組織壊死が起こった状態
- 初期は浅い褥瘡にみえても，すでに深部まで組織の損傷が及んでいる
- 体圧分散ケアや局所ケアを行っても，時間経過とともに深い褥瘡へと悪化することがある
- 脂肪組織や殿筋が発達している人，長時間の手術後，意識障害で長時間同一部位が圧迫された場合などに生じやすい

## 2. 主な初期症状

- 痛み
- 硬結
- ぶよぶよした感じ
- 皮膚温の変化 (周囲と比べて熱感がある)
- 色調の変化 (発赤，紫斑など)
- 水疱・血疱

※必ずしもすべてがみられるとは限らない．皮膚の肉眼的変化が認められない場合もあり，患者が痛みを訴えることで気づくことが多い

## 3. 経過

DTI疑い

入院直後 (仙骨部)
- 紅斑と紫斑が混在
- 軽度の熱感
- 滲出液なし

11 日後
- 境界明瞭な血流障害
- 少量の滲出液

DTI

18 日後
- 壊死組織
- 滲出液増加

## 4. DTI が疑われる場合のケア

- 初期は，毎日観察
- 初期から積極的な体圧分散ケア
  ➡体圧分散マットレスの使用 (p17)，ポジショニング (p12) など
- 摩擦・ずれ・排泄物付着を防ぐ
  ➡外用薬，創傷被覆材などによる創部の保護
- 疼痛の緩和
  ➡状況に応じて鎮痛薬使用
- 医師に報告，褥瘡対策チームへのコンサルト
  ➡DTIの診断（エコー，MRI，サーモグラフィなど），患者への説明

## 5. 創傷被覆材，外用薬
➡「急性期褥瘡の局所治療」に準じる (p31)

## 6. 治療（例）

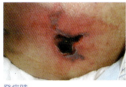

発症時
創中心は暗赤色，創周囲に発赤，腫脹，熱感，疼痛あり．アズノール軟膏を使用

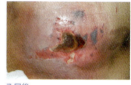

7日後
壊死組織が認められ，創周囲の炎症持続．ゲーベンクリームに変更

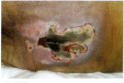

17日後
壊死組織が自己溶解，創辺縁が明瞭．ゲーベンクリーム継続

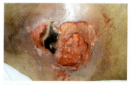

25日後
外科的デブリードマン

# 慢性期褥瘡の治療

## 1. 創傷被覆材の種類と主な機能

| 種類 | 製品名 | 滲出液吸収性 | 感染制御作用 | 創面保護 | 創面閉鎖と湿潤環境 | 乾燥した創の湿潤 |
|---|---|:-:|:-:|:-:|:-:|:-:|
| アルギン酸塩 | カルトスタット | ● | | | | |
| | ソーブサンフラット | ● | | | | |
| アルギン酸 Ag | アルジサイト銀 | ● | ● | | | |
| キチン | ベスキチン W-A | ● | | | | |
| ハイドロコロイド | アブソキュア - サジカル | | | | ● | |
| | レプリケア ET | | | | ● | |
| | コムフィール | | | | ● | |
| | テガダーム ハイドロコロイド ライト | | | | ● | |
| | デュオアクティブ CGF | ● | | | ● | |
| | デュオアクティブ ET | | | | ● | |
| ハイドロジェル | イントラサイトジェルシステム | | | | | ● |
| | グラニュゲル | | | | | ● |
| | ビューゲル | | | | | ● |
| ハイドロファイバー | アクアセル | ● | | | | |
| | アクアセル Ag | ● | ● | | | |
| ハイドロポリマー | ティエール | ● | | | ● | |

| 種類 | 製品名 | 滲出液吸収性 | 感染制御作用 | 創面保護 | 創面閉鎖と湿潤環境 | 乾燥した創の湿潤 |
|---|---|---|---|---|---|---|
| ポリウレタンフィルム | オプサイトウンド | | | ● | | |
| | テガダーム トランスペアレント ドレッシング | | | ● | | |
| | パーミエイド S | | | ● | | |
| ポリウレタンフォーム | テガダーム フォーム ドレッシング | ● | | | | |
| | バイアテン | ● | | | | |
| | ハイドロサイト AD プラス | ● | | | | |
| | ハイドロサイト ライフ | ● | | | | |
| | ハイドロサイト薄型 | | | | ● | |
| | ハイドロサイト プラス | ● | | | | |
| ポリウレタンフォーム / ソフトシリコン | ハイドロサイト AD ジェントル | ● | | | | |
| | メピレックスボーダーⅡ | ● | | | | |
| | メピレックスボーダー ライト | | | | ● | |
| | メピレックス ライト | | | | ● | |
| | バイアテン シリコーン | | | | ● | |
| ポリウレタンフォーム銀 | バイオヘッシブ Ag | ● | ● | | | |
| | ハイドロサイト 銀 | ● | ● | | | |
| ポリウレタンフォーム銀 / ソフトシリコン | ハイドロサイト ジェントル 銀 | ● | ● | | | |
| | メピレックス ボーダー Ag | ● | ● | | | |

- その他，細菌・壊死組織の吸着を目的として，デキストラノマー（デブリサンペースト）なども用いられる

## Part 1 | 褥瘡 | 局所治療 —DESIGN-R® 2020の項目に沿った治療

### 2. 外用薬の種類と主な効能

| 一般名 | 商品名 | 肉芽形成促進 | 上皮化促進 | 創面保護 | 保湿 | 感染制御作用 | 壊死組織除去 |
|---|---|---|---|---|---|---|---|
| アルクロキサ | アルキサ軟膏 | ● | ● | | | | |
| アルプロスタジルアルファデクス | プロスタンディン軟膏 | ● | ● | | | | |
| カデキソマー・ヨウ素 | カデックス外用散 | | | | | ● | ● |
| | カデックス軟膏 | | | | | ● | ● |
| 酸化亜鉛 | 亜鉛華軟膏 | | ● | ● | ● | | |
| ジメチルイソプロピルアズレン | アズノール軟膏 | | ● | ● | ● | | |
| スルファジアジン銀 | ゲーベンクリーム | | | | | ● | ● |
| トラフェルミン | フィブラストスプレー | ● | ● | | | | |
| トレチノイントコフェリル | オルセノン軟膏 | ● | ● | | | | |
| 白色ワセリン | 白色ワセリン | | | ● | ● | | |
| ブクラデシンナトリウム | アクトシン軟膏 | ● | ● | | | | |
| ブロメライン | ブロメライン軟膏 | | | | | | ● |
| ポビドンヨード | イソジンゲル | | | | | ● | |
| | ポビドンヨードゲル | | | | | ● | |
| ポビドンヨード・シュガー | イソジンシュガーパスタ軟膏 | ● | ● | | | ● | |
| | ネグミンシュガー軟膏 | ● | ● | | | ● | |
| | ユーパスタコーワ軟膏 | ● | ● | | | ● | |
| ヨウ素 | ヨードコート軟膏 | | | | | ● | |

| 一般名 | 商品名 | 主な効能 ||||||| 
|---|---|---|---|---|---|---|---|
| | | 肉芽形成促進 | 上皮化促進 | 創面保護 | 保湿 | 感染制御作用 | 壊死組織除去 |
| ヨードホルム | タマガワヨードホルムガーゼ | | | | | ● | ● |
| | ハクゾウヨードホルムガーゼ | | | | | ● | ● |
| 幼牛血液抽出物 | ソルコセリル軟膏 | ● | | | | | |

### 3. 滲出液の量による創傷被覆材・外用薬の選択

滲出液 多

- アクアセル Ag
- カルトスタット
- ソーブサンフラット
- メピレックスボーダー
- ハイドロサイト AD ジェントル

- コムフィール
- デュオアクティブ CGF

- テガダームハイドロコロイドライト
- デュオアクティブ ET
- ハイドロサイト薄型
- メピレックス ライト

滲出液 少
- ビューゲル
- グラニュゲル

滲出液 多

- カデックス軟膏
- ユーパスタコーワ軟膏
- アクトシン軟膏
- ブロメライン軟膏

- 亜鉛華軟膏
- アズノール軟膏
- プロスタンディン軟膏

- オルセノン軟膏
- ゲーベンクリーム

滲出液 少
- フィブラストスプレー

## 🔍 CLINICAL EYE

### 外用薬の基剤の特徴

- 外用薬は主薬（薬効成分）と基剤からできている
- 外用薬の基剤には薬効はないが，創面の湿潤環境の保持において重要

| 分類 ||| 主な機能 | 主な外用薬 |
|---|---|---|---|---|
| 疎水性 | 油脂性基剤 || 保湿 | 亜鉛華軟膏<br>アズノール軟膏<br>プロスタンディン軟膏 |
| 親水性 | 乳剤性基剤 | 水中油型（O/W 型） | 補水 | オルセノン軟膏<br>ゲーベンクリーム |
| | | 油中水型（W/O 型） | 保湿 | ソルコセリル軟膏 |
| | 水溶性基剤 || 吸水 | アクトシン軟膏<br>カデックス軟膏<br>ブロメライン軟膏<br>ユーパスタコーワ軟膏 |

## 4. 褥瘡状態による創傷被覆材・外用薬の選択
### a. 発赤・紫斑
- 創面保護が重要．外用薬より創傷被覆材の使用が優先される

**消退しない発赤**

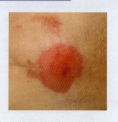

**紫斑**

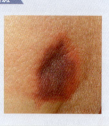

【創傷被覆材】

**ポリウレタンフィルム**
- オプサイトウンド
- テガダーム トランスペアレント ドレッシング
- パーミエイド S

**貼付後も創面が観察できる創傷被覆材（保険適用外）**
- デュオアクティブ ET
- テガダーム ハイドロコロイド ライト

【外用薬】
- 亜鉛華軟膏
- アズノール軟膏
- 白色ワセリン

## CLINICAL EYE

### 発赤・d1 褥瘡の判定法（指押し法）
❶ 示指で発赤部を軽く3秒圧迫
❷ 示指を離して発赤が消退するかどうかを確認
❸ 発赤が消退（白っぽく変化）する場合は，可逆性のある皮膚の状態で，いまだ褥瘡ではない．発赤が消退しなければ，持続する発赤（d1 褥瘡）と判断
※示指の代わりに，ガラス板や透明プラスチック板を用いてもよい（ガラス板圧診法）

## b. 水疱

- 基本的に水疱は破れないように保護．自然に吸収するのを待つ
- 水疱が著しく緊満している場合は穿刺する

| 水疱 | 血疱 |
|---|---|
| 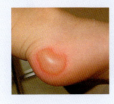 | 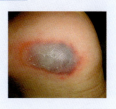 |

→創傷被覆材および外用薬は前頁の「a. 発赤・紫斑」に準じる

## 🔍 CLINICAL EYE

### 水疱部の処置とケア（例）

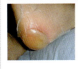

**水疱を保護する場合**
- ポリウレタンフィルムなどで保護し，7日を目途に交換
- フィルムを剥がす時は，水疱が破れないように剥離剤を使用
- 剥離刺激が少ないシリコン創傷被覆材も有効
- 外用薬を用いる場合は，アズノール軟膏，亜鉛華軟膏などを選択

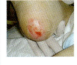

**水疱が破れた場合**
- 洗浄後，びらん・浅い潰瘍に使用する創傷被覆材を貼付
- 滲出液の量に合わせて被覆材の種類，交換頻度を設定
- 外用薬を使用する場合は，アズノール軟膏，亜鉛華軟膏などを選択

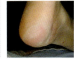

**水疱内の液を抜く場合**
- 18G注射針などを用いて水疱内の液を排出した後，ガーゼや包帯で保護し，毎日交換

## c. びらん・浅い潰瘍

- 創面保護・湿潤環境保持を重視し，創傷被覆材の使用が主体

### びらん・浅い潰瘍

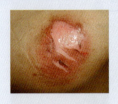
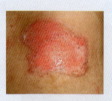

### 【創傷被覆材】

**真皮に至る創傷被覆材（保険適用）**

- デュオアクティブ ET
- テガダーム ハイドロコロイド ライト
- メピレックス ライト
- ハイドロサイト 薄型

**皮下組織に至る創傷被覆材（保険適用外）**

- デュオアクティブ CGF
- コムフィール
- イントラサイトジェルシステム
- グラニュゲル
- ティエール
- ハイドロサイト AD ジェントル
- メピレックスボーダーⅡ
- カルトスタット
- ソーブサンフラット
- ベスキチン W-A

### 【外用薬】

**創面保護を目的とする場合**

- 亜鉛華軟膏
- アズノール軟膏

**上皮形成促進を期待する場合**

- プロスタンディン軟膏
- アクトシン軟膏

## CLINICAL EYE

### 外用薬を検討する場合

- びらん・浅い潰瘍では，創傷被覆材の使用が主体となるが，以下の場合は外用薬を検討する
  1. 肉芽形成や上皮化を促進する必要がある
  2. 感染やクリティカルコロナイゼーション (p42) が疑われる
  3. 被覆材では改善しない，または悪化
  4. 被覆材が使いにくい部位・場合（肛門周囲，失禁による汚染など）

### d. 滲出液のコントロール―滲出液が多い場合

- 滲出液吸収作用のある創傷被覆材，外用薬を選択
- 感染している場合は，ともにコントロールできる外用薬を用いる

**滲出液が多く，創周囲が浸軟した褥瘡**

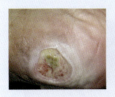 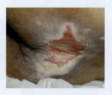

【創傷被覆材】
- テガダーム フォーム ドレッシング
- ハイドロサイト AD ジェントル
- メピレックスボーダーⅡ
- カルトスタット
- ソーブサンフラット
- ベスキチン W-A
- アクアセル
- ティエール
- デブリサンペースト

【外用薬】
- カデックス軟膏
- カデックス外用散
- イソジンシュガーパスタ軟膏
- ヨードコート軟膏

## CLINICAL EYE

### 滲出液の色と考えられる原因

- 正常な治癒過程を辿る滲出液は，透明～薄い黄色で粘性が低い
- 滲出液は，量だけではなく，色調，粘稠性，臭いの観察も重要

| 滲出液の色 | 考えられる原因 |
|---|---|
| 透明・薄い黄 | リンパ液や尿の混入 |
| 乳白・クリーム（混濁） | フィブリン網<br>細菌増殖や感染 |
| ピンク・赤 | 血液の混入 |
| 緑 | 細菌増殖や感染（緑膿菌など） |
| 黄・茶 | 壊死組織<br>消化液や尿の混入 |
| 灰・青 | 銀含有創傷被覆材使用時[※] |

※感光により変色がみられる場合がある

## e. 滲出液のコントロール—滲出液が少ない場合

- 創傷被覆材は，創が乾燥しないよう，湿潤環境を保持できるものを選ぶ
- 水分を補う作用の外用薬を用いる

### 滲出液が少ない褥瘡

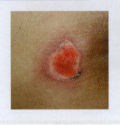
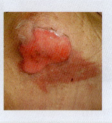

【創傷被覆材】
- デュオアクティブ ET
- テガダーム ハイドロコロイド ライト
- メピレックス ライト
- ハイドロサイト薄型
- デュオアクティブ CGF
- コムフィール
- ティエール

【外用薬】
- ゲーベンクリーム（感染創）
- オルセノン軟膏（非感染創）

## CLINICAL EYE

### クリティカルコロナイゼーション (critical colonization) とは

- 感染徴候（発赤，腫脹，熱感，疼痛など）はないが，細菌数が増え，創の治癒遅延をきたしている状態
- 悪臭，滲出液の増加，膿苔の付着，浮腫状の肉芽形成などの臨床的な変化により，判断される

**f. 感染・炎症を伴う場合**
- 感染抑制作用を有する外用薬が推奨される

### 感染・炎症を伴う場合

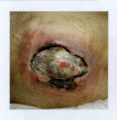 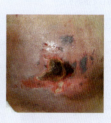

【外用薬】
- カデックス軟膏
- カデックス外用散
- イソジンゲル
- ヨードコート軟膏

【創傷被覆材】
- アクアセル Ag
- アルジサイト銀

## 🔍 CLINICAL EYE

### 感染を伴う褥瘡部のケアのポイント

- 基本的に創傷被覆材は使用しない
- 炎症・感染を伴う場合は，最優先にその制御を行う必要がある
- 褥瘡部は，十分な洗浄を行う
- 洗浄液は，生理食塩水と水道水のどちらを用いてもよい
- 感染が認められる場合でも，特に水圧を高める必要はない
- ポケット内部の浮遊物を洗い流す場合には，綿棒などを用いる

## Part 1 | 褥瘡 | 局所治療 —DESIGN-R® 2020の項目に沿った治療

### g. 肉芽形成が不十分で，その形成を促進させる場合

- 抗菌作用をもたない肉芽形成促進のための外用薬が第一選択
- 創傷被覆材は，滲出液の量，褥瘡の大きさや性状，発生部位を考慮して選択する

#### 肉芽形成が不十分な褥瘡

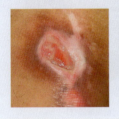
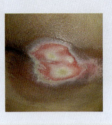

【外用薬】
- アルキサ軟膏
- フィブラストスプレー
- オルセノン軟膏
- イソジンシュガーパスタ軟膏
- アクトシン軟膏

【創傷被覆材】
- アルジサイト銀
- カルトスタット
- ソーブサンフラット
- デュオアクティブ CGF
- コムフィール
- ティエール
- テガダームフォーム ドレッシング
- ハイドロサイト AD ジェントル
- メピレックスボーダーⅡ
- ベスキチン W-A
- アクアセル

### 🔍 CLINICAL EYE

#### 肉芽形成期にクリティカルコロナイゼーションが疑われる場合

- 以下を実施する
❶洗浄の強化
❷膿苔の除去
❸抗菌作用を有する外用薬 (ユーパスタコーワ軟膏，ヨードコート軟膏，カデックス軟膏など) または創傷被覆材 (アクアセル Ag, アルジサイト銀など) を用いる

## h. 肉芽が十分に形成され，創の縮小（上皮化）をはかる場合

- 抗菌作用をもたない肉芽形成促進のための外用薬が第一選択
- 創傷被覆材は，滲出液の量，褥瘡の大きさや性状，発生部位を考慮して選択する

### 良好な肉芽が形成された褥瘡

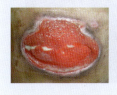
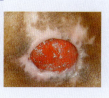

【外用薬】
- アルキサ軟膏
- プロスタンディン軟膏
- フィブラストスプレー
- アクトシン軟膏
- イソジンシュガーパスタ軟膏
- 亜鉛華軟膏
- アズノール軟膏
- ソルコセリル軟膏

【創傷被覆材】
- デュオアクティブ CGF
- コムフィール
- イントラサイトジェルシステム
- グラニュゲル
- ティエール
- テガダーム フォームドレッシング
- ハイドロサイト AD ジェントル
- メピレックスボーダー II
- ベスキチン W-A
- アクアセル
- アルジサイト銀

## 🔍 CLINICAL EYE

### TIME コンセプトとは

- 創面環境調整のために排除すべき 4 項目を指す

| 壊死組織・活性のない組織 (T) | 感染または炎症 (I) | 湿潤の不均衡 (M) | 創辺縁の表皮伸展不良または表皮の巻き込み (E) |

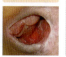

## i. 壊死組織がある場合

- 外科的デブリードマンと壊死組織除去作用のある外用薬を考慮
- 外用薬の使用が難しい場合は，下記の創傷被覆材を用いてもよい

### 壊死組織で覆われた褥瘡

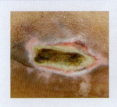
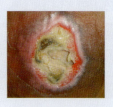

【外用薬】
- カデックス軟膏
- カデックス外用散
- ゲーベンクリーム
- ブロメライン軟膏
- イソジンシュガーパスタ軟膏
- ヨードホルムガーゼ

【創傷被覆材】
- イントラサイトジェルシステム
- グラニュゲル
- デブリサンペースト

## CLINICAL EYE

### エスカーとスラフの違い

**エスカー (eschar)**

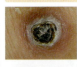

乾燥した硬い壊死組織

**スラフ (slough)**

水分を含んだ軟らかい黄色調の壊死組織

### 壊死組織がある場合の処置の例

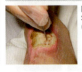

固い壊死組織の表面にメスや18G注射針で格子状に切れ込みを入れると外用薬が浸透しやすくなり，壊死組織の融解が促進される

### j. ポケットがある場合
- ポケット内に壊死組織が残存する場合は，まず創面の清浄化をはかる

#### ポケットがある褥瘡

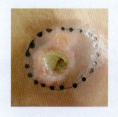
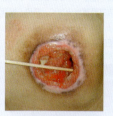

【創傷被覆材】
- カルトスタット
- ソーブサンフラット
- アクアセル Ag
- アルジサイト銀

【外用薬】

**滲出液が多い場合**
- イソジンシュガーパスタ軟膏

**滲出液が少ない場合**
- フィブラストスプレー
- オルセノン軟膏

## 🔍 CLINICAL EYE
### ポケット内への外用薬の注入例

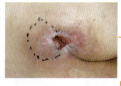
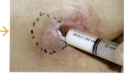

ポケット内を十分に洗浄後，シリンジを用いて外用薬をポケット内にゆっくり充填し，ガーゼなどで被覆する．これを毎日行う

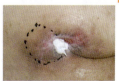

## 5. 陰圧閉鎖療法

### a. 陰圧閉鎖療法とは

- 陰圧閉鎖療法 (negative pressure wound therapy：NPWT) は，物理療法の1つで，創面全体を閉鎖性創傷被覆材で覆い，創面を陰圧に保つことにより創部を管理する方法
- 肉芽組織が少なく，感染・壊死がコントロールされた創に対して行う

### b. 陰圧閉鎖療法の実際

**1** 創部にフォーム材を充填

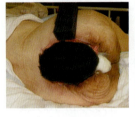

**2** ポリウレタンフィルムで密閉

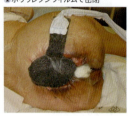

**3** 陰圧維持管理装置に接続し，持続的に吸引

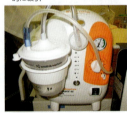

経過

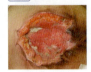

入院時
- 外科的デブリードマン
- 14.5 × 10.5 cm

14日後
- 赤色の肉芽形成
- 7.5 × 6.0 cm

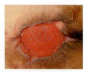

21日後
- 創サイズ縮小
- 7.0 × 5.5 cm

#### c. 陰圧閉鎖療法の禁忌

1. 主要な血管，臓器，主要神経が露出している創傷
2. 血管等吻合部
3. 悪性腫瘍がある創傷
4. 臓器と交通している瘻孔，および未検査の瘻孔がある創傷
5. 陰圧を付加することによって瘻孔が難治化する可能性のある創傷（髄液漏や消化管瘻，肺瘻など）
6. 痂皮を伴う壊死組織を除去していない創傷
7. アクリル系粘着剤に過敏症を有する患者

#### d. 陰圧創傷治療システムの種類

| 一般的名称 | 製品名 | 販売元 |
| --- | --- | --- |
| V.A.C. 治療システム | InfoV.A.C. 治療システム | ケーシーアイ |
| | ActiV.A.C. 治療システム | |
| | V.A.C.Ulta 治療システム | |
| RENASYS 創傷治療システム | RENASYS TOUCH　陰圧維持管理装置 | スミス・アンド・ネフュー |
| | RENASYS GO　陰圧維持管理装置 | |
| | RENASYS EZ MAX　陰圧維持管理装置 | |
| 単回使用陰圧創傷治療システム | SNaP 陰圧閉鎖療法システム | ケーシーアイ |
| | PICO 創傷治療システム | スミス・アンド・ネフュー |

2022 年 2 月 1 日現在

#### e. NPWTi-d とは

- 局所陰圧洗浄液療法 (negative pressure wound therapy with instillation and dwelling：NPWTi-d) とは，洗浄液を周期的に自動注入させながら創傷管理を行う NPWT を指す
- 洗浄液の注入量，注入時間を自動管理することができる
- V.A.C.Ulta ユニットには NPWTi-d モードが搭載されており，洗浄液の注入量，フォーム浸漬時間，陰圧，陰圧時間が設定できる

Part 1 | 褥瘡

# 局所ケア

## 創周囲皮膚と創部の洗浄 MOVIE ▶1-4

① 弱酸性洗浄剤を十分に泡立てる

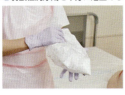

② 泡をのせてやさしく洗浄する

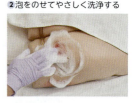

③ 洗浄剤が残らないよう，微温湯で十分に洗い流す

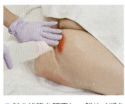

④ 洗浄後は，ガーゼなどで軽く押さえながら拭く

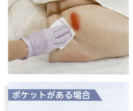

⑤ 創の状態を観察し，創サイズを測定する

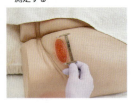

### ポケットがある場合

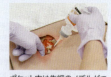

ポケット内は先細のノズルがついた容器などを用いて，十分に洗浄する

## 🔍 CLINICAL EYE

### 褥瘡部の消毒の必要性について

- 通常は洗浄のみで十分だが，明らかな創部の感染を認め，滲出液や膿苔が多い時には洗浄前に消毒を行う場合がある

## 創傷被覆材の貼付 MOVIE ▶1-5

1. 創部に創傷被覆材を貼付し,油性ペンで貼付した日時を記載する

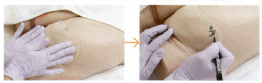

> **POINT**
> - 被覆材は,創縁より 2～3 cm 外側まで覆える大きさのものを選択するか,カットする
> - 貼付した上から滲出液の吸収状況を観察し,創の大きさに対する滲出液の範囲から,交換間隔を判断する(**CLINICAL EYE**)

### さまざまなタイプの創傷被覆材

※被覆材にはシート状のものだけではなく,挿入したり,ゲル状のタイプもある

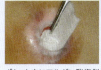

ポケット内にアルギン酸塩創傷被覆材を挿入する場合

ゲル状創傷被覆材を使用する場合

### 🔍 CLINICAL EYE
### 滲出液の範囲からシート状創傷被覆材の交換目安を押さえる

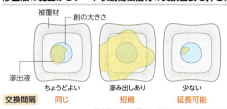

| | ちょうどよい | 滲み出しあり | 少ない |
|---|---|---|---|
| 交換間隔 | 同じ | 短縮 | 延長可能 |

※滲出液の量や被覆材の吸収能により,交換間隔は異なる

## 外用薬の塗布

### 1. ゲーベンクリームの場合

**①ガーゼに軟膏をとり,創部にガーゼを当てる**

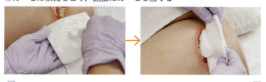

> **POINT**
> - 外用薬は,創面が乾燥しないように厚めに塗布するか,欠損部に充填してからガーゼで覆う

**②テープで固定する**

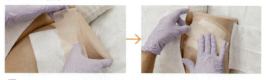

> **POINT**
> - 皮膚が脆弱な場合は,予め貼付部位に皮膚被膜剤を噴霧しておく
> - テープは中央から外側に向かって貼るようにする
> - 強く押さえつけて貼らないようにする

### 2. 壊死組織に用いられる外用薬の特徴と使用上の留意点

| 販売名 | 特徴・留意点 | 創部の滲出液量 |
|---|---|---|
| カデックス軟膏 | ・ヨウ素による殺菌作用とカデキソマーによる滲出液吸収効果<br>・1日1〜2回,創部に3mmの厚さに塗布する<br>・皮膚の疼痛,刺激感,皮膚炎,瘙痒感が生じることがある | 多 |
| ユーパスタコーワ軟膏 | ・ポビドンヨードによる殺菌作用と白糖による局所的浸透圧の上昇(浮腫軽減作用,線維芽細胞の活性化)がある<br>・1日1〜2回,ガーゼに伸ばして貼付するか,創部に直接塗布する<br>・皮膚の疼痛,発赤,刺激感,皮膚炎,瘙痒感が生じることがある | 多 |

| ゲーベンクリーム | ・スルファジアジン銀による抗菌作用<br>・1日1回、創面に2～3mmの厚さに塗布する<br>・皮膚の疼痛、発疹、皮膚炎が生じることがある | 少～中 |
|---|---|---|
| ブロメライン軟膏 | ・1日1回、潰瘍辺縁になるべく触れないように塗布する（必要に応じて創周囲皮膚に白色ワセリンを塗布して保護する）<br>・局所の疼痛、出血、創縁のびらん、皮膚炎、浮腫、水疱、刺激感、瘙痒感などが生じることがある<br>・創傷面が清浄化し、新生肉芽組織の再生が認められた場合は使用を中止する | 少 |

## CLINICAL EYE

### 褥瘡部に痛みがある場合の対応

- 以下の項目を観察・確認し、全身状態、局所状態、経過などをアセスメントする

☐ 創部の炎症・感染の有無（写真❶、❷）
☐ 創部への圧迫・摩擦・ずれによる痛みの有無
☐ 局所ケアの工程（剥がす（写真❸、❹）、洗う、塗る、貼るなど）における痛みの有無
☐ 外用薬の種類
☐ 痛みの増強因子（体位、体動、ケア後、時間帯など）の有無
☐ 病態との関連（骨転移、がんの浸潤、心理的な苦痛など）

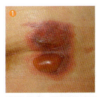
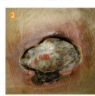

創部に炎症・感染徴候がある時

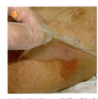
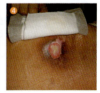

創面が乾燥した状態で剥がす時

- 必要に応じて処置方法の変更および鎮痛薬の使用を検討する

# 栄養管理

## 1. 栄養状態のアセスメント

- エネルギー，蛋白質の不足により起こる低栄養状態は，褥瘡発生の要因となる
- 低栄養状態の確認には，まず食事摂取率（食事摂取量）を，つぎに体重，生化学検査（総蛋白，アルブミン，プレアルブミン，レチノール結合蛋白，トランスフェリンなど），栄養状態のスクリーニングツール〔SGA，MNA®-SF (p135)，CONUT など〕を使う

### 主観的包括的アセスメント (subjective global assessment : SGA)

(文献 11 より転載)

### A 病歴

1. 体重変化
   過去 6 か月間の体重減少：＿＿＿＿＿kg，減少率＿＿＿＿＿％
   過去 2 週間の体重変化：□増加　□無変化　□減少

2. 食物摂取変化（平常時との比較）
   □変化なし
   □変化あり（期間＿＿＿＿＿＿＿　（月，週，日）
   食事内容：□固形食　□経腸栄養　□経静脈栄養　□その他

3. 消化器症状（過去 2 週間持続している）
   □なし　□悪心　□嘔吐　□下痢　□食欲不振

4. 機能性
   □機能障害なし
   □機能障害あり（期間）＿＿＿＿＿＿　（月，週，日）
   タイプ：□期限ある労働　□歩行可能　□寝たきり

5. 疾患と栄養必要量
   診断名：
   代謝性ストレス：□なし　□軽度　□中等度　□高度

### B 身体 (スコア：0 ＝正常；1 ＝軽度；2 ＝中等度；3 ＝高度)
皮下脂肪の喪失（三頭筋，胸部）：＿＿＿＿＿＿＿＿＿＿＿＿＿
筋肉喪失（四頭筋，三角筋）：＿＿＿＿＿＿＿＿＿＿＿＿＿＿＿
くるぶし部浮腫：＿＿＿＿＿　仙骨浮腫：＿＿＿＿＿　浮腫：＿＿＿＿＿

### C 主観的包括評価
A. □栄養状態良好　B. □中等度の栄養不良
C. □高度の栄養不良

> **注意点** アルブミン値に影響する要因を知っておく

- 血清アルブミン値 3.5 g/dL 以下になると、褥瘡発生リスクが高まるといわれる
- 血清アルブミン値は、表1[2)]の要因で偽値を示すことがあるので注意する

| 低下 | 上昇 |
|---|---|
| ・肝疾患（非代謝性肝疾患）<br>・腎疾患（ネフローゼ症候群）<br>・炎症（CRP 高値）<br>・代謝亢進（高血糖、がん、甲状腺機能亢進症）<br>・熱傷<br>・術後の失血 | ・脱水<br>・アルブミン製剤による補正 |

## 2. 栄養管理の流れ

1. 低栄養、栄養リスクの有無をスクリーニング
2. 必要栄養量の算出
3. 適正な栄養補給方法を検討し、実行
4. 定期的にモニタリング
5. 患者の状態変化に応じて再評価、補正

## 3. 褥瘡治癒を促進するためのエネルギー量および蛋白質量の目安

- エネルギー量および蛋白質量は、褥瘡の程度、基礎疾患、合併症の程度に応じて調整

|  | 褥瘡予防・管理ガイドライン<br>（日本褥瘡学会） | 静脈経腸栄養ガイドライン<br>（日本静脈経腸栄養学会） |
|---|---|---|
| エネルギー | BEE[※] の 1.5 倍以上 | 30〜35 g/kcal/日 |
| 蛋白質 | 必要に見合った量 | 1.2〜1.5 g/kcal/日 |

※基礎エネルギー消費量

## 4. 特定の栄養素の補給

- 適切な栄養管理を実施したうえで、特定の栄養素を補給
- 褥瘡治癒を促進するために考慮したい栄養素は以下のとおり

| | | |
|---|---|---|
| ・アルギニン | ・ビタミン A | ・亜鉛 |
| ・グルタミン | ・ビタミン C | ・L-カルノシン |
| ・オルニチン | ・鉄 | ・n-3 系脂肪酸 |
| ・HMB[※] | ・銅 | ・コラーゲン加水分解物 |

※ロイシンの代謝産物である $\beta$-ヒドロキシ-$\beta$-メチル酪酸
（$\beta$-hydroxy-$\beta$-methylbutyrate）

## Part 1 | 褥瘡

### 文献

1) 三富陽子：褥瘡予防, 系統看護学講座 専門分野I 基礎看護学 3 基礎看護技術II 第17版. p278, 医学書院, 2017
2) 大浦武彦, 堀田由浩（編）：日本人の褥瘡危険要因 [OHスケール] による褥瘡予防 第2版. p15, 日総研出版, 2007
3) 厚生労働省：褥瘡対策に関する診療計画書（平成18年3月6日保医発第0306002号厚生労働省保険局医療課長通知）
4) 日本褥瘡学会（編）：褥瘡ガイドブック 第2版. p117, 照林社, 2015
5) Quigley SM, Curley MA: Skin integrity in the pediatric population: preventing and managing pressure ulcers. J Soc Pediatr Nurs 1(1): 7-18, 1996, 日本褥瘡学会（訳）：褥瘡ガイドブック 第2版. p121, 照林社, 2015
6) 前掲4), p120
7) 日本褥瘡学会（編）：在宅褥瘡予防・治療ガイドブック 第3版. p49, 照林社, 2015
8) Norton L, Coutts P, Sibbald RG: Beds: practical pressure management for surfaces/mattresses. Adv Skin Wound Care 24(7): 324-332, 2011
9) 前掲7), p58
10) 松原康美：ウレタンマットレスのヘタリと体圧分散効果の調査. 月刊ナーシング 27(11): 88-93, 2007
11) 前掲4), p135
12) 前掲4), p134

# Part 2
# 医療関連機器圧迫創傷 (MDRPU)

# 発生要因

## 医療関連機器圧迫創傷 (medical device related pressure ulcer：MDRPU)

### 1. 定義
- 機器装着による局所的な外力によって発生する創傷

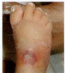
ギプスによる MDRPU

三方活栓による MDRPU

- 自重が関連するとは限らない（写真❶），また，必ずしも骨と皮膚表層の軟部組織に発生するわけではない（写真❷）

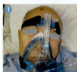
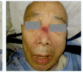
NPPV マスクによる MDRPU

経鼻胃チューブによる MDRPU

## 🔍 CLINICAL EYE

### MDRPU に含めないケースも理解する

- 機器装着による局所的な外力にかかわらない創傷や皮膚障害は MDRPU に含めない（例：消化液の付着による胃瘻や腸瘻周囲のびらん，など）
- 尿道，消化管，気道などの粘膜に発生する創傷は MDRPU に含めない（例：尿道留置用カテーテルによる尿道損傷，挿管チューブによる口腔粘膜の創傷，など）

気管切開孔周囲の炎症

漏れ出した内容物の皮膚への付着によるびらんと浸軟

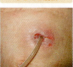

カテーテル周囲の過剰肉芽

## 2. 発生概念図 (文献1より転載)

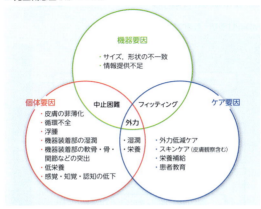

## 3. 発生しやすい部位

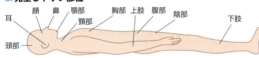

## 4. 医療関連機器(例)

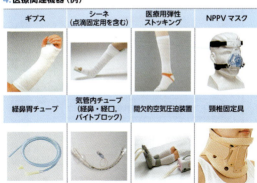

Part 2 | MDRPU

# 医療関連機器別のMDRPU予防ケア

## MDRPU予防・管理フローチャート(文献2より転載)

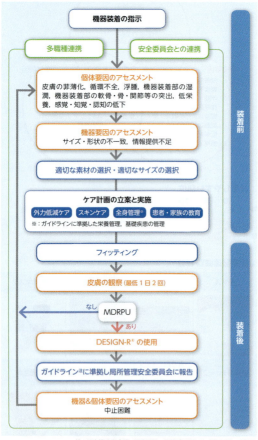

注:日本褥瘡学会編:褥瘡予防・管理ガイドライン(第4版). 2015.

# 静脈血栓塞栓症予防用弾性ストッキング

## 1. 発生しやすい部位

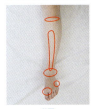
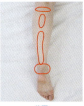
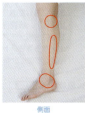

前面　　　後面　　　側面

## 2. リスク要因チェックリスト (文献3をもとに作成)

- 1つでも該当するものがあれば，予防ケアを立案する

| 機器要因 | □下肢(周囲径や長さ)と弾性ストッキングとの不一致がある<br>□製品の添付文書に則ったサイズ選択ができていない |
|---|---|
| 個体要因 | □高齢により皮膚が脆弱である<br>□糖尿病，慢性肝疾患，長期ステロイド薬使用などの既往がある<br>□下肢の皮膚炎・壊疽，皮膚移植の既往がある<br>□循環不全がある(DVT，うっ血性心不全，重度の血行障害，感染性静脈炎，虚血性血管疾患など)<br>□装着部位に浮腫がある<br>□脛骨部・踵部・外果部・内果部の突出がある<br>□足背部の腱・アキレス腱の突出がある<br>□低栄養状態である<br>□下肢の知覚障害や神経障害がある<br>□認知機能の低下がある |
| ケア要因 | □弾性ストッキングのしわ・よじれがある<br>□定期的に脱着できていない<br>□定期的に皮膚の観察をしていない<br>□定期的に患者に痛みやしびれの有無を確認していない<br>□栄養補給が不足している<br>□患者への説明・指導が不足している |
| 機器&ケア要因<br>(フィッティング) | □下肢の計測が適切に行われていない<br>□弾性ストッキングを引っ張り上げすぎている<br>□踵の位置が合っていない<br>□モニターホールから指がはみ出ている<br>□術後や全身状態の変化で下肢サイズの変化があった時に再測定・再選択が行われていない<br>□製品の添付文書に則った正しい装着ができていない |

## Part 2 | MDRPU | 医療関連機器別のMDRPU予防ケア

### 3. 予防・管理
#### a. 装着前

**POINT**

- 添付文書の警告，禁忌・禁止の対象でないことを確認する
- 足背動脈，後脛骨動脈の触知を確認する
- 足部に冷感，チアノーゼがないことを確認する
- 上記から弾性ストッキングが使用可能か判断する
- 必要な部位を計測し，サイズ表をもとに適切なサイズを選択する

#### b. 装着方法 ▶ 2-1

**POINT**

- 弾性ストッキングの上端を折り返さない
- 踵，ポジションマーカーの位置を合わせる
- モニターホールを適切な位置にする（指が出ないようにする）
- 無理に引っ張り上げない

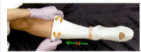

下腿に伸ばしていく時，引っ張りすぎないようにする．縦方向（緑矢印）ではなく，円を描くように横方向に広げながら装着する（オレンジ矢印）

- 弾性ストッキングの上端のMDRPU予防法として，必要時，膝窩周囲，膝窩後面を薄い被覆材などで保護し，その上から着用する
- 骨突出や変形がある部位にはポリウレタンフィルムを貼付する

### CLINICAL EYE

#### 不適切な装着例

しわ・よじれがある
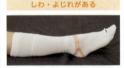

踵の位置が合っていない
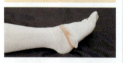

モニターホールから指がはみ出ている
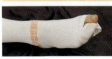

上端が折り返されている
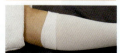

## c. 装着中

**POINT**

- 違和感，疼痛，しびれ，かゆみなどがあれば，伝えるよう患者に説明する
- しわ，よじれ，くいこみ，重なり，ずれが生じた場合は，伝えるよう患者に説明する
- 1日2回は，弾性ストッキングを履き直し，皮膚の観察を行う
- 浮腫により足周囲径が変化した場合は，サイズ変更を検討する
- 1日1回は，スキンケア（清拭または足浴）を行う
- 皮膚の乾燥を防ぐため，必要に応じて保湿クリームを塗布する
- 1日2回は，皮膚の状態（発赤，皮疹，色調変化，水疱，潰瘍の有無など）を観察する

### 装着中の観察ポイント

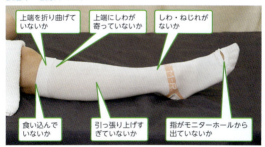

- 上端を折り曲げていないか
- 上端にしわが寄っていないか
- しわ・ねじれがないか
- 食い込んでいないか
- 引っ張り上げすぎていないか
- 指がモニターホールから出ていないか

## 🔍 CLINICAL EYE

### MDRPU予防・管理の実際

❶ 弾性ストッキングを脱いで観察したところ，腓骨部の骨突出部に軽度の発赤がみられた

❷ ハイドロサイトADジェントルを腓骨部の左右に5mm程度の隙間を開けて貼付

❸ 医師に相談し，弾性ストッキングから弾性包帯に変更

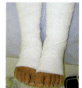

Part 2 | MDRPU | 医療関連機器別のMDRPU予防ケア

# 非侵襲的陽圧換気療法（NPPV）マスク

## 1. 発生しやすい部位

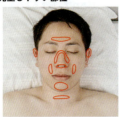
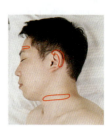

## 2. リスク要因チェックリスト（文献4をもとに作成）
- 1つでも該当するものがあれば、予防ケアを立案する

| | |
|---|---|
| 機器要因 | ☐製品の添付文書に則ったサイズ選択ができていない<br>☐製品の添付文書にMDRPU出現時の注意事項が記載されていない |
| 個体要因 | ☐高齢により皮膚が脆弱である<br>☐低酸素血症、ショック状態である<br>☐装着部位に浮腫がある<br>☐装着部位が湿潤している<br>☐装着部位に軟骨・骨・関節などの突出がある<br>☐低栄養状態である<br>☐感覚・知覚・認知の低下がある（認知症、精神疾患、せん妄など） |
| ケア要因 | ☐外力低減ケアができていない（過剰な締め付け）<br>☐NPPVの着脱に関する計画・実施がされてない<br>☐栄養補給が不足している<br>☐定期的に皮膚の観察をしていない<br>☐定期的に皮膚の清潔ケアをしていない<br>☐定期的に患者に痛みの有無を確認していない<br>☐患者への説明・指導が不足している |
| 機器&ケア要因<br>（フィッティング） | ☐適切なマスクの選択が行われていない<br>☐適切な装着がされていない<br>☐経鼻胃管（NG）や成分栄養チューブ（ED）が留置されており、外力低減ケアができていない（過剰な締め付け） |
| 機器&個体要因<br>（中止困難） | ☐NPPV以外の代替療法がない<br>☐装着期間が長期化している<br>☐1日の使用時間が長い |

## 3. 予防・管理

### a. 装着前

**POINT**

- ゲージやサイズ表を用いてマスクサイズを選択する
- 顔面を洗浄または清拭する

### b. 装着方法 MOVIE ▶2-2

**POINT**

- 顔の中心から左右均等になるようにストラップを引っ張り調整する
- 鼻梁(眉間から鼻の先までの部分)がマスクに圧迫されないようアームの位置(▲)を調整する
- 鼻根部(●)のクッションにめくれやねじれがないことを確認する

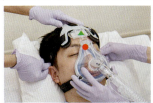

- 送気を開始したら,リークが減少するように再度マスクを調整する
- マスクが正しい位置にあることを確認する(口角,鼻根部,下顎)
- マスクが顔の中心から左右対称にあることを確認する
- 鼻梁への圧迫,回路の重みによるずれが生じていないか確認する
- 許容リーク量は機器の種類により異なるため,RST(呼吸ケアサポートチーム)や臨床工学技士に確認する

### c. 装着中

**POINT**

**観察**

- 1日2回は,皮膚を観察する(発赤,皮疹,びらん,潰瘍,出血の有無など)
- 入れ歯を外してリーク量が増加する場合は,装着を考慮する
- 1日2回は,装着部位の疼痛,マスクの圧迫感,不快感,不安感の有無を確認する

## Part 2 | MDRPU | 医療関連機器別のMDRPU予防ケア

### POINT

**外力低減**

- 医師の判断のもと，マスクを外して除圧するまたは離脱する時間を設ける
- 数種類のマスクをローテートして用いる
- マスクと皮膚の接触部位に被覆材を貼付し，摩擦・ずれを防ぐ（写真❶）
- 必要に応じてヘッドギアのストラップが当たる部位に被覆材を貼付したり，不織布ガーゼをはさむ（写真❷）

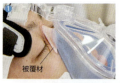
❶ 被覆材

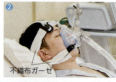
❷ 不織布ガーゼ

- 経鼻胃チューブなどが留置されている場合は，チューブと皮膚・マスクが接触する部位に被覆材を貼付（写真❸，❹）する

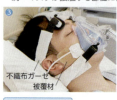
❸ 不織布ガーゼ／被覆材

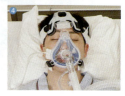
❹

**スキンケア，その他**

- 顔面を洗浄または清拭する
- マスクを短時間しか外すことができない場合は，洗い流し不要の洗浄剤（ベーテル™F清拭・洗浄料，シルティ水のいらないもち泡洗浄など）を用いてスキンケアを行う
- マスクが皮膚に接触する部位，マスクで覆われる部位に撥水性クリームを塗布する
- マスク自体の清潔を保つ
- 疼痛，違和感などがあれば，すぐに伝えるよう患者に説明する
- マスクの種類や機器について臨床工学技士に相談する

## CLINICAL EYE

### MDRPU 発生時の処置の実際

❶ 呼吸状態が悪化し，24 時間 NPPV マスクを装着．発汗が多く，湿潤あり

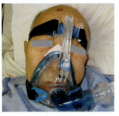

❷ 数日後，鼻根部に MDRPU が発生

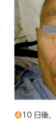

❸ ずれにくいようにマスクの種類を変更し，創部にはハイドロサイト AD ジェントルを貼付

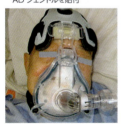

❹ 10 日後，ほぼ上皮化

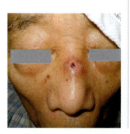

## 高流量鼻カニュラ（ハイフローセラピーネーザルカニュラ）

### 1. 発生しやすい部位

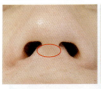

### 2. リスク要因チェックリスト
- 1つでも該当するものがあれば，予防ケアを立案する

| | |
|---|---|
| 機器要因 | □製品の添付文書に則ったサイズ選択ができていない<br>□製品の添付文書にMDRPU出現時の注意事項が記載されていない |
| 個体要因 | □高齢により皮膚が脆弱である<br>□低酸素血症，ショック状態である<br>□装着部位に浮腫がある<br>□装着部位が湿潤している<br>□装着部位の軟骨・骨・関節などの突出がある<br>□低栄養状態である<br>□感覚・知覚・認知の低下がある（認知症，精神疾患，せん妄など） |
| ケア要因 | □外力低減ケアができていない（過剰な締め付け）<br>□着脱に関する計画・実施がされてない<br>□定期的に皮膚の観察をしていない<br>□定期的に皮膚の清潔ケアをしていない<br>□定期的に患者に痛みの有無を確認していない<br>□栄養補給が不足している<br>□患者への説明・指導が不足している |
| 機器&ケア要因<br>（フィッティング） | □適切な鼻カニュラの選択が行われていない<br>□適切な装着がされていない<br>□経鼻胃管（NG）や成分栄養チューブ（ED）が留置されており，外力低減ケアができていない（過剰な締め付け） |
| 機器&個体要因<br>（中止困難） | □装着期間が長期化している<br>□1日の使用時間が長い |

## 3. 予防・管理

### a. 装着前

**POINT**

- 顔面を洗浄または清拭する

### b. 装着時

**POINT**

- カニュラを正しい位置に装着する
- 顔の中心から左右均等になるようにストラップを引っ張り調整する
- 鼻柱部が過度に圧迫されないようストラップの位置を調整する
- 鼻カニュラやストラップが接触する部位（耳介部，鼻翼部，鼻柱部，頬部）に被覆材を貼付し，保護する（写真❶）
- 切り込みを入れた薄型のポリウレタンフォーム（メピレックスライトなど）を耳介部の湾曲に沿って貼付する（写真❷）

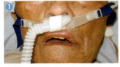 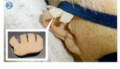

### c. 装着中

**POINT**

- 顔面および耳介部を洗浄または清拭し，また機器自体の清潔を保つ
- 機器が皮膚に接触する部位に撥水性クリームを塗布する
- 医師の判断のもと，鼻カニュラを外すまたは離脱する時間を設ける
- 機器の装着方法やフィッティングについて臨床工学技士に相談する

#### 装着中の観察・ケアのポイント

- 1日2回は，装着部位の疼痛，圧迫感，不快感，不安感の有無を確認する
- 1日2回は，皮膚の状態（発赤，皮疹，びらん，潰瘍，出血の有無など）を観察する
- 機器と皮膚の接触部位に被覆材を貼付し，摩擦・ずれを防ぐ
- 疼痛，違和感などがあれば，すぐに伝えるよう患者に説明する

## 酸素カニュラ

### 1. 発生しやすい部位

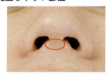 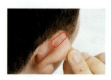

### 2. リスク要因チェックリスト

- 1つでも該当するものがあれば，予防ケアを立案する

| 機器要因 | □製品の添付文書に則ったサイズ選択ができていない<br>□硬い素材である<br>□製品の添付文書にMDRPU出現時の注意事項が記載されていない |
|---|---|
| 個体要因 | □高齢により皮膚が脆弱である<br>□低酸素血症，ショック状態である<br>□装着部位に浮腫がある<br>□装着部位が湿潤している<br>□装着部位の軟骨・骨・関節などの突出がある<br>□1日の大半をベッド上で過ごし，側臥位(耳が下側)で過ごす<br>□自力で頭の位置(顔の向き)を変えることができない<br>□低栄養状態である<br>□感覚・知覚・認知の低下がある(認知症，せん妄など) |
| ケア要因 | □外力低減ケアができていない(過剰な締め付け)<br>□酸素カニュラの着脱に関する計画・実施がされてない<br>□定期的に皮膚の観察をしていない<br>□定期的に皮膚の清潔ケアをしていない<br>□定期的に患者に痛みの有無を確認していない<br>□栄養補給が不足している<br>□患者への説明・指導が不足している |
| 機器&ケア要因<br>(フィッティング) | □正しく装着されていない<br>□経鼻胃管(NG)や成分栄養チューブ(ED)が留置されており，外力低減ケアができていない |
| 機器&個体要因<br>(中止困難) | □酸素カニュラ以外の代替療法がない<br>□長期間使用している<br>□1日の使用時間が長い |

### 3. 予防・管理

#### a. 装着前

> **POINT**
> - 柔らかく柔軟性のある素材を選択する

## b. 装着時

**POINT**

- 鼻翼部, 鼻孔部は微温湯で湿らせた不織布ガーゼや綿棒で丁寧に汚れを拭き取る
- チューブをきつく締めすぎて鼻柱部, 耳介部, 頬部に圧迫が加わっていないか確認する

## c. 装着中

**POINT**

**外力低減**

- 医師の判断のもと, 酸素カニュラを外すまたは離脱する時間を設定
- 医師の判断のもと, 酸素カニュラと酸素マスクをローテートして使用

**ケア**

- 耳介部のチューブ自体にフォーム材, 耳掛けストラップ, イヤークッションなどを巻いて保護する (写真❶)
- 鼻柱部のチューブ自体にフォーム材を巻いて保護する (写真❷)

- 耳介部, 顔面, 鼻孔周囲は毎日洗浄または清拭し, またチューブ自体の清潔を保つ
- 耳介部, 顔面, 鼻孔周囲に撥水性クリームを塗布する

### 装着中の観察・ケアのポイント

- チューブと皮膚の接触部位に被覆材を貼付し, 摩擦・ずれを防ぐ
- 1日2回は, 装着部位の疼痛, 不快感, 不安感の有無を確認する
- 1日2回は, 皮膚の状態 (発赤, 皮疹, びらん, 潰瘍, 出血の有無など) を観察する
- 側臥位による耳介部への持続的な圧迫を取り除く
- 硬い枕を使用している場合は, 状況に応じて柔らかい枕に変更する
- 疼痛, 違和感などがあれば, すぐに伝えるよう患者に説明する

# 四肢固定具(ギプス,シーネ)

## 1. 発生しやすい部位

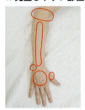
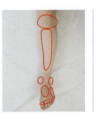
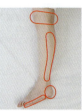

## 2. リスク要因チェックリスト (文献5をもとに作成)
- 1つでも該当するものがあれば,予防ケアを立案する

| | |
|---|---|
| 機器要因 | □硬い素材である<br>□取り外しができない<br>□身体を動かすことで圧迫・摩擦・ずれが生じる<br>□身体の変化により,装具端が食い込む<br>□装具と身体の間に隙間がほとんどない<br>□製品の添付文書にMDRPU出現時の注意事項の記載なし |
| 個体要因 | □患部に腫脹や創傷がある<br>□ステロイドを長期に使用している<br>□ドライスキンである<br>□真菌感染症や接触皮膚炎などの皮膚疾患がある<br>□外傷や熱傷などによる創傷,骨・軟部組織(筋肉・皮下組織・血管・神経)の挫滅がある<br>□糖尿病性潰瘍やシャルコー関節症がある<br>□末梢動脈疾患(PAD)やアテローム硬化症,バージャー病などの末梢血管障害がある<br>□装着部位に浮腫がある<br>□固定具内の皮膚に湿潤がある(発汗など)<br>□装着部位に骨突出がある<br>□低栄養状態である<br>□末梢神経障害がある(糖尿病や先天性疾患など)<br>□認知機能の低下がある |
| ケア要因 | □関節拘縮・廃用性症候群の予防が行われていない<br>□装具を取り外して外力減弱ができない<br>□装具と皮膚が密着している<br>□定期的な皮膚の観察や清潔ケアができない<br>□定期的に患者の痛みの有無を確認していない<br>□栄養補給が不足している<br>□患者への説明・指導が不足している |

| 機器&ケア要因<br>(フィッティング) | □正しく装着されていない<br>□不良肢位で固定されている<br>□装具の破損や変形がある |
|---|---|
| 機器&個体要因<br>(中止困難) | □原疾患の著しい増悪が見込まれる<br>□長期間使用している |

## 3. 予防・管理

### a. 装着前

**POINT**

- 固定具使用の禁止事項を確認する (アレルギー, 血管損傷, 既往疾患など)
- ギプスやシーネの作製時は, 骨突出部, 皮下組織の薄い部分, 皮膚損傷や変形の有無に留意する
- 足部冷感, チアノーゼがないことを確認する
- サイズ表をもとに適切な固定具を選択する
- 患肢に必要な長さ・幅を選択し, 加工する
- 皮膚状態, 循環・神経症状を観察し, 画像や記述による記録を残す

<u>患者説明</u>

- 医師が事前に患者・家族に合併症 (皮膚障害, 神経障害など) について説明し, 同意を得る
- 圧迫症状, 疼痛, 違和感, 色調不良などのモニタリングを行うことを予め患者に説明する
- 圧迫症状, 疼痛, 違和感, 色調不良などがあれば, すぐに伝えるよう患者に説明する

### b. 装着時

**POINT**

- ギプス硬化後, ギプス用下巻き包帯やチューブ包帯を折り返しテープで止め, ギプス端が直接触れないようにする
- 踵部にギプス用包帯を置いたり(写真❶), ギプス用包帯を巻いてハイドロサイトプラス (ヒールタイプ) を当てる(写真❷)などの工夫をする

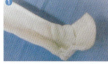 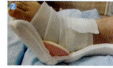

- シーネの固定用包帯は強く巻きすぎないようにする
- 装具と皮膚との接触を防ぐため緩衝材を挟む (シリコンジェルシート, ポリウレタンフォーム, ハイドロコロイドなど)

## c. 装着中

> **POINT**
>
> **ケア・処置**
> - 皮膚の洗浄・保湿などの予防的スキンケアを行う
> - ギプスの端が骨突出部に当たっていたり，皮膚に食い込む場合は，医師に報告し，ギプスカッターでカットしてもらう
> - シーネを加工またはカットした場合，シーネ端はギプス用下巻き包帯やチューブ包帯で保護する
> - ギプス端から露出していた指先や趾先の部分が後退している場合は，ずれが生じている可能性があるため，巻き直しを行い，必要に応じて緩衝材やギプス用下巻き包帯を追加する
>
> **入浴**
> - 入浴時は濡れないようにビニール袋やシャワーカバーで保護する

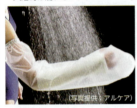

(写真提供：アルケア)

- 濡れた場合は，本人の不快感，皮膚の浸軟，雑菌繁殖の原因になるため，可能な限り速やかに新しい装具に変更する

## 🔍 CLINICAL EYE

### 痛みやしびれがある場合の対処

医師の判断のもと，ギプスの一部を開窓することもある

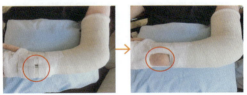

## 装着中の観察・確認のポイント

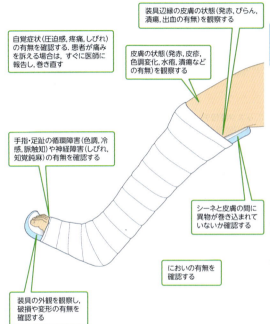

- 装具辺縁の皮膚の状態(発赤,びらん,潰瘍,出血の有無)を観察する
- 自覚症状(圧迫感,疼痛,しびれ)の有無を確認する.患者が痛みを訴える場合は,すぐに医師に報告し,巻き直す
- 皮膚の状態(発赤,皮疹,色調変化,水疱,潰瘍などの有無)を観察する
- 手指・足趾の循環障害(色調,冷感,脈触知)や神経障害(しびれ,知覚鈍麻)の有無を確認する
- シーネと皮膚の間に異物が巻き込まれていないか確認する
- においの有無を確認する
- 装具の外観を観察し,破損や変形の有無を確認する

※取り外せる装具では,1日2回は固定具を外し,皮膚を観察する.取り外せない装具では,装具辺縁と露出皮膚との境界を毎日観察する

## 頸椎固定具

### 1. 発生しやすい部位

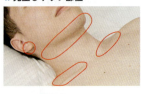
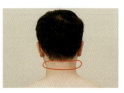

### 2. リスク要因チェックリスト
→ 「四肢固定具（ギプス，シーネ）」を参照（p72）

### 3. 予防・管理

#### a. 装着前

> **POINT**
> - 医師が事前に患者・家族に合併症（皮膚障害，神経障害など）について説明し，同意を得る
> - 圧迫症状，疼痛，違和感などのモニタリングを行うことを予め患者に説明する
> - 圧迫症状，疼痛，違和感などがあれば，すぐに伝えるよう患者に説明する
> - 固定具使用の禁止事項を確認する
> - サイズ表をもとに適切な固定具を選択する

#### b. 装着時

> **POINT**
> - 骨突出が強い場合には，スポンジフォームなどの緩衝材で保護してから装着する
> - 下顎と首周囲に不織布ガーゼを当てる（毎日清拭し，交換）（写真❶）
> - 肩と鎖骨部に被覆材（5cm幅）などを貼付する（4〜7日ごとに交換）（写真❷）

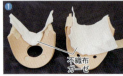
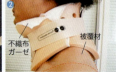

> - 常に同じ加減で装着できるよう固定位置にマーキングを行う

## c. 装着中

> **POINT**
> - 皮膚の洗浄・保湿などの予防的スキンケアを行う
> - 固定具端が皮膚に食い込む時は，医師に報告し，一部カットしてもらい，サイズを調整する
> - 固定具と皮膚との接触を防ぐため緩衝材を挟む（シリコンジェルシート，ポリウレタンフォーム，ハイドロコロイドなど）（写真❸）
> - 後頭部の圧迫予防として，後頭部にネル布やポジショニング用クッションなどを入れて段差をなくす（写真❹）

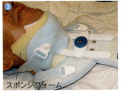
❸ スポンジフォーム

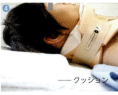
❹ クッション

> - 濡れた場合は，完全に乾かしてから装着する

### 装着中の観察・確認のポイント

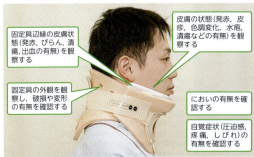

- 皮膚の状態（発赤，皮疹，色調変化，水疱，潰瘍などの有無）を観察する
- 固定具辺縁の皮膚状態（発赤，びらん，潰瘍，出血の有無）を観察する
- 固定具の外観を観察し，破損や変形の有無を確認する
- においの有無を確認する
- 自覚症状（圧迫感，疼痛，しびれ）の有無を確認する

※ 1日2回は固定具を外し，皮膚を観察する

### CLINICAL EYE

**痛みへの対処**

固定具が顎部に当たり，痛みがある場合には，整形外科医師に相談のうえ，装具士に依頼し，辺縁を一部カットして表面が滑らかになるように加工してもらうなどの対応を検討する

# 腰椎固定具(腰椎コルセット)

## 1. 発生しやすい部位

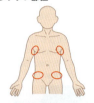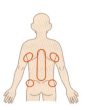

## 2. リスク要因チェックリスト
- 1つでも該当するものがあれば,予防ケアを立案する

| | |
|---|---|
| 機器要因 | □硬い素材である<br>□容易に取り外しができない<br>□身体を動かすことで圧迫・摩擦・ずれが生じる<br>□身体の変化により,固定具端が食い込む<br>□固定具と身体の間に隙間がほとんどない<br>□製品の添付文書にMDRPU出現時の注意事項が記載されていない |
| 個体要因 | □患部に腫脹や創傷がある<br>□ステロイドを長期に使用している<br>□ドライスキンである<br>□真菌感染症や接触皮膚炎などの皮膚疾患がある<br>□外傷や熱傷などによる創傷,骨・軟部組織(筋肉・皮下組織・血管・神経)の挫滅がある<br>□装着部位に浮腫がある<br>□発汗などによる固定具内に皮膚の湿潤がある<br>□装着部位に高度な骨突出がある<br>□低栄養状態である<br>□認知機能の低下がある |
| ケア要因 | □固定具を取り外して外力低減ができない<br>□固定具と皮膚が密着している<br>□固定具に肌着のボタンや縫い目がある<br>□定期的な皮膚の観察や清潔ケアができない<br>□定期的に患者に痛みの有無を確認していない<br>□栄養補給が不足している<br>□患者への説明・指導が不足している |
| 機器&ケア要因<br>(フィッティング) | □正しく装着されていない<br>□固定具の破損や変形がある |
| 機器&個体要因<br>(中止困難) | □原疾患の著しい増悪が見込まれる<br>□長期間使用している |

## 3. 予防・管理

### a. 装着前

**POINT**

- 医師が事前に患者・家族に合併症（皮膚障害，神経障害など）について説明し，同意を得る
- 圧迫症状，疼痛，違和感などのモニタリングを行うことを予め患者に説明する
- 圧迫症状，疼痛，違和感などがあれば，すぐに伝えるよう患者に説明する
- 固定具使用の禁止事項を確認する
- サイズ表をもとに適切な固定具を選択する

### b. 装着時

**POINT**

- 骨突出が強い場合には，スポンジフォームなどの緩衝材で保護してから装着する
- 常に同じ加減で装着できるよう固定位置にマーキングを行う
- 衣服のしわを伸ばして装着する
- ウエストラインで合わせ，前面のマジックテープや背部の紐で調整する

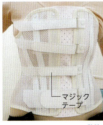
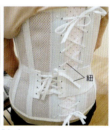

軟性コルセット

### c. 装着中

**POINT**

- 皮膚の洗浄・保湿などの予防的スキンケアを行う
- 固定具端が皮膚に食い込む時は，正しい位置に装着されているか再確認し，必要に応じて，スポンジフォームなどをはさむ
- 濡れた場合は，完全に乾かしてから装着する

## Part 2 | MDRPU | 医療関連機器別のMDRPU予防ケア

- 装着方法を工夫したり，スポンジフォームなどの緩衝材を使用しても痛みや発赤が持続する場合は，医師に相談し，必要に応じて装具士に依頼して固定具の再調整を行う

### 装着中の観察・確認のポイント

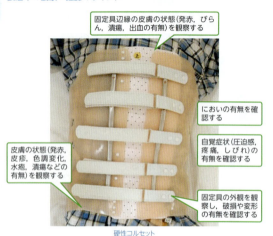

- 固定具辺縁の皮膚の状態(発赤，びらん，潰瘍，出血の有無)を観察する
- においの有無を確認する
- 自覚症状(圧迫感，疼痛，しびれ)の有無を確認する
- 皮膚の状態(発赤，皮疹，色調変化，水疱，潰瘍などの有無)を観察する
- 固定具の外観を観察し，破損や変形の有無を確認する

硬性コルセット

※1日2回は固定具を外し，皮膚を観察する

# 尿道留置用カテーテル

## 1. 発生しやすい部位

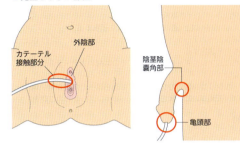

カテーテル接触部分　外陰部　陰茎陰嚢角部　亀頭部

## 2. リスク要因チェックリスト (文献6をもとに作成)

- 1つでも該当するものがあれば，予防ケアを立案する

| | |
|---|---|
| 機器要因 | □カテーテルの外径が大きすぎる<br>□硬い素材である<br>□製品の添付文書にMDRPU出現時の注意事項が記載されていない |
| 個体要因 | □ステロイドを長期に使用している<br>□高齢，GVHDなどにより皮膚が脆弱である<br>□循環不全がある (敗血症，熱傷，ショック，糖尿病など)<br>□亀頭部・陰茎部・会陰部に浮腫がある<br>□尿道口からの尿漏れがある<br>□尿道口周囲の皮膚の汚染・浸軟がある<br>□おむつを装着し，湿潤しやすい<br>□低栄養状態である<br>□意識障害，知覚障害，認知機能の低下がある<br>□激しい体動によるカテーテルの自己抜去のリスクがある |
| ケア要因 | □長期に留置されている<br>□大腿部にカテーテルを固定し，陰茎陰嚢角部への圧迫がある<br>□陰茎がねじれた状態でカテーテルが固定されている<br>□尿道粘膜・粘膜皮膚移行部の圧迫と摩擦がある<br>□陰部洗浄が毎日行われていない<br>□皮膚の浸軟を防ぐケアが行われていない<br>□栄養補給が不足している<br>□患者への説明・指導が不足している |
| 機器&ケア要因<br>(フィッティング) | □適切なサイズのカテーテルの選択が困難である<br>□カテーテル閉塞予防を目的として20 Fr以上のカテーテルが留置されている |

## 3. 予防・管理

### a. 装着前

> **POINT**
> - 小児は 6〜10 Fr を選択する
> - 成人は 12 Fr 以上(通常 14〜18 Fr)を選択する
> - 血尿などでカテーテル閉塞が認められる場合のみ，20 Fr 以上のものを選択する
> - 天然ゴムアレルギーがある場合，その素材のカテーテルは使用しない
> - オールシリコン製のカテーテルで尿道粘膜への刺激が強い場合には，天然ゴムに親水性素材をコーティングしたものに変更

### b. 装着時

> **POINT**
> - 男性は腹部にカテーテルを固定する．検査や手術のために腹部に固定できない場合は，大腿部に固定する
>
>
>
> - 女性は大腿内側に固定する
> - 大腿部に固定する場合は，股関節の屈曲・伸展で引っ張られないようにする
> - 大腿部に固定する場合は，左右の大腿に1日おきで交互に固定する
> - 尿道留置用カテーテル専用の固定用具，またはカテーテル固定専用テープを使用する
> - 陰茎がねじれた状態でカテーテルを固定しない
> - カテーテルと皮膚の間に1〜2指入る程度のゆとりをもたせて固定する
>
>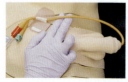
>
> - カテーテル挿入困難の場合には，泌尿器科医に相談する

## CLINICAL EYE

### 固定時のテープカットの工夫とオメガ型固定 MOVIE ▶2-3

#### 1) 固定時のテープカットの工夫

伸縮性テープに予め切れ込みを入れておく．切れ込みがあることで，チューブ・カテーテルが動いても剥がれにくくなる

カット例①

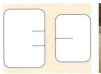 

カット例②

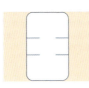 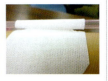

カット例③

#### 2) オメガ型固定

下記図のように，Ω（オメガ）型にテープ固定することで，チューブ・カテーテルが直接皮膚に触れず，皮膚が圧迫されにくくなる．また，皮膚に対するテープの接着面積が広くなることで，剥がれにくくなる

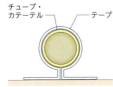

## c. 装着中

**POINT**

- 疼痛や違和感が生じたら，伝えるよう患者に説明する
- 毎日の陰部洗浄時，およびおむつ交換時にカテーテル接触部位を観察する
- 固定テープは毎日貼り替え，固定位置を変更する（尿道留置用カテーテル専用の固定用具は，1週間に1回の貼り替えでよい）
- カテーテル表面をアルコールで拭かない（表面のコーティングが剥がれ，皮膚との摩擦係数が高くなるため）
- 陰部洗浄は毎日行い，弱酸性または陰部洗浄用の洗浄剤を使用する
- 皮膚の浸軟を防ぐため，撥水性クリームを塗布する
- カテーテル挿入部から尿漏れがある場合は，むやみに太いものに変更せず，原因をアセスメントして対策を講じる
- カテーテル留置期間は最小限にする．長期留置になる場合や，皮膚・粘膜障害のリスクが高い場合は，医師と相談し代替法を検討する（膀胱瘻造設，間欠的導尿法，コンドーム型収尿器の利用など）

## CLINICAL EYE

### MDRPU発生時の処置の実際

❶ポリウレタンフィルムで被覆

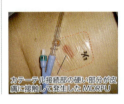

カテーテル接続部の硬い部分が皮膚に接触して発生したMDRPU

❷クイックフィックスでカテーテルを固定し，カテーテル接続部の硬い部分に不織布ガーゼを巻く

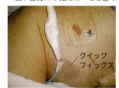

クイックフィックス

# 血管留置カテーテル(動脈ライン・末梢静脈ライン)

## 1. 発生しやすい部位

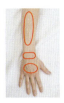

## 2. リスク要因チェックリスト (文献7をもとに作成)

- 1つでも該当するものがあれば,予防ケアを立案する

| | |
|---|---|
| 機器要因 | □硬い素材の部分(カテーテルハブ,ロックナットなど)がある<br>□カテーテル挿入後の除去が困難である<br>□皮膚を観察するための機器の持ち上げや移動が困難である<br>□カテーテルの固定に医療用粘着テープを使用している<br>□確実な固定をするために圧迫が必要である<br>□製品の添付文書にMDRPU出現時の注意事項が記載されていない |
| 個体要因 | □ステロイドを長期に使用している<br>□高齢,GVHD,膠原病,低出生体重児などにより皮膚が脆弱である<br>□循環不全がある(糖尿病,血圧低下,循環動態不安定など)<br>□カテーテル留置部位に浮腫がある<br>□医療用粘着テープ固定部の発汗などによる浸軟がある<br>□皮下組織が少ない部位(手背,足背など)にカテーテルが留置されている<br>□低栄養状態である<br>□意識障害,知覚障害,認知機能の低下がある<br>□乳幼児,小児である<br>□鎮静,麻薬・鎮痛薬を使用している |
| ケア要因 | □カテーテル留置後に局所の除圧が困難である<br>□カテーテル留置中に局所のスキンケアが困難である<br>□栄養補給が不足している<br>□患者への説明・指導が不足している<br>□患者への説明・指導が困難である(乳幼児,鎮静中など) |
| 機器&ケア要因<br>(フィッティング) | □カテーテル留置部位の選択に制限がある<br>□カテーテルハブとロックナットによる皮膚への圧迫と体動による摩擦がある<br>□長期留置による持続的な圧迫がある(特に動脈ライン) |

## 3. 予防・管理

### a. 装着前

※動静脈留置針は目的や血管の太さによって選択されるため，機器の選択肢がない

### b. 装着時

- カテーテルハブとロックナットの接続部を皮膚に押し付けないようにテープ固定する
- カテーテルハブとロックナットの接続部の直下に小さく切ったガーゼや薄いハイドロコロイド被覆材などをはさむ

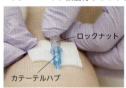

ロックナット
カテーテルハブ

- ずれ予防のため，カテーテルハブとロックナットの接続部直上（写真❶）と刺入部の2か所以上を固定する
- 動脈・静脈留置針用の被覆材のスリット部を交差させ，皮膚を保護しながら固定する（写真❷）

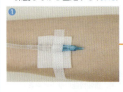
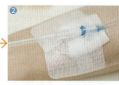

- 延長チューブ接続部をオメガ型固定（p83）する

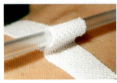
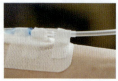

c. 装着中

> **POINT**
> - スキンケアでは,洗い流し不要で保湿効果がある洗浄剤を用いる
> - 定期的にテープ貼付位置をずらす
> - テープや創傷被覆材を剥がす際は,皮膚用粘着剥離剤を使用する
> - ライン固定時よりも四肢の浮腫が増強した場合や,刺入部に浮腫や疼痛が出現した場合は,固定テープの貼り替えを行う

## 装着中の観察・確認のポイント

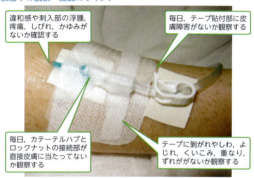

- 違和感や刺入部の浮腫,疼痛,しびれ,かゆみがないか確認する
- 毎日,テープ貼付部に皮膚障害がないか観察する
- 毎日,カテーテルハブとロックナットの接続部が直接皮膚に当たってないか観察する
- テープに剥がれやしわ,よじれ,くいこみ,重なり,ずれがないか観察する

※上記の状態や症状が出現した場合には,すぐに知らせるよう患者に説明する

### 🔍 CLINICAL EYE

#### MDRPU 発生時の処置の実際

❶浮腫の増強によりカテーテルが皮膚に接触し,発赤とびらんが発生

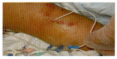

❷創部にメピレックスボーダーを貼付

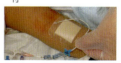

❸点滴固定用創傷被覆材で固定

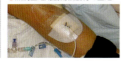

## 経鼻胃チューブ

### 1. 発生しやすい部位

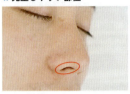
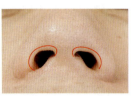

### 2. リスク要因チェックリスト (文献8をもとに作成)

- 1つでも該当するものがあれば、予防ケアを立案する

| | |
|---|---|
| 機器要因 | □ 硬い素材である<br>□ 鼻孔に対しチューブ外径が太すぎる<br>□ 製品の添付文書にサイズ選択や固定方法が記載されていない |
| 個体要因 | □ ステロイドを長期に使用している<br>□ 皮膚が脆弱である (高齢、GVHD、膠原病など)<br>□ 循環不全がある (心疾患、ショック、敗血症、糖尿病など)<br>□ チューブ装着部位に浮腫がある<br>□ チューブ装着部位に湿潤がある (鼻汁、発汗、皮脂が多いなど)<br>□ 酸素マスクなどの使用により湿潤しやすい<br>□ 鼻部がチューブの外力を受けやすい形状・硬さである<br>□ 低栄養状態である<br>□ 意識障害、知覚障害、認知機能の低下がある<br>□ 乳幼児、小児である<br>□ 鎮静、麻薬・鎮痛薬を使用している |
| ケア要因 | □ 長期に留置されている<br>□ 固定テープの交換間隔が長すぎる<br>□ チューブ接触部位の皮膚保護ができていない<br>□ 皮膚に緊張がかかってテープ固定されている<br>□ スキンケアが不足している (固定テープ下、チューブ挿入部付近)<br>□ 栄養補給が不足している<br>□ 患者への説明・指導が不足している<br>□ 患者への説明・指導が困難である (乳幼児、鎮静中など) |
| 機器&ケア要因<br>(フィッティング) | □ 個別性に応じたサイズ選択ができていない<br>□ 鼻翼や鼻柱を強く圧迫した状態でチューブが固定されている<br>□ チューブの重みにより、常に同一部位に圧迫が加わる<br>□ 体動によりチューブが引っ張られ、皮膚に緊張がかかりやすい |

## 3. 予防・管理

### a. 装着前

> **POINT**
> - 目的,患者の年齢や病態,鼻孔のサイズに応じて適切な外径を選択する

### b. 装着時

> **POINT**
> - 鼻部と頬部の2か所で固定し,可能な限り口周囲の可動域を避けて頬部に貼付する
> - テープが引っ張られ,皮膚に緊張がかからないように,鼻部と頬部の間にゆとりをもたせる
> - 頬部では,チューブが皮膚に接触しないようにオメガ型固定する (p83)

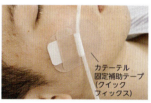

カテーテル固定補助テープ(クイックフィックス)

- テープは,伸縮性・通気性・透湿性のあるアクリル系粘着剤の不織布テープや固定用専用テープを使用する

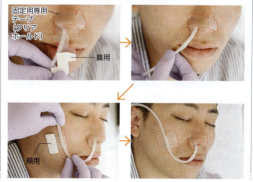

固定用専用テープ(クリアホールド)

鼻用

頬用

- チューブの重みや緊張がかかる場合は、安全ピンやクリップで寝衣に固定してもよい

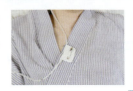

## c. 装着中

> **POINT**
>
> [患者説明]
> - 疼痛、発赤が生じた場合は、すぐに伝えるよう患者に説明する
> - 移動や体動時にチューブが引っ張られないように注意するよう説明する
>
> [スキンケア]
> - 1日1回、鼻翼や鼻柱などのチューブ接触部位の皮膚の状態（発赤、びらん、潰瘍、疼痛の有無）を観察する
> - テープ交換時には、可能であれば洗浄剤を用いて洗顔を行う
> - 洗顔が困難な場合は、洗い流し不要な洗浄剤を用いて清拭を行う
> - 髭が生えている場合は剃毛を行う
>
> [外力低減]
> - 発赤がある場合、チューブが接触する部位にシリコンジェルシート、ハイドロコロイドを貼付する
> - テープ交換の際、固定位置や方向の変更を検討する。MDRPUの発生リスクが高い場合、固定部位を変更する

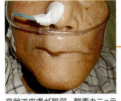

高齢で皮膚が脆弱、酸素カニュラによる湿潤もあり、発生リスクが高い

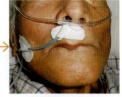

チューブを鼻下固定（**CLINICAL EYE**）に変更し、酸素カニュラはチューブの上に装着

- 状況に応じて、細い経腸栄養チューブへの変更を検討する
- 長期留置になる場合は、医師と相談し、代替法（胃瘻造設など）を検討する

## 🔍 CLINICAL EYE

### 経鼻胃チューブの鼻下固定の手順

❶ 伸縮性テープを予めカットしておく

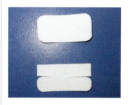

❷ 鼻下を洗浄または清拭した後,テープの下半分のみを貼付する

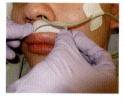

❸ テープの上半分をチューブに巻き付ける

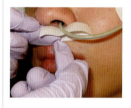

❹ テープの巻き終わりを2〜3 mm折り曲げておくと,次回交換時に剥がしやすい

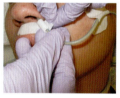

❺ チューブはゆとりをもたせて固定する

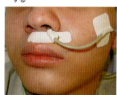

### 文献

1) 日本褥瘡学会(編):ベストプラクティス 医療関連機器圧迫創傷の予防と管理. p16, 照林社, 2016
2) 前掲1), p20
3) 前掲1), pp27-28
4) 前掲1), pp42-43
5) 前掲1), pp54-55
6) 前掲1), pp63-65
7) 前掲1), pp78-79
8) 前掲1), pp84-86

### 参考文献

1) 須釜淳子, 日本褥瘡学会学術委員会:防がなくてはいけない! 医療関連機器圧迫創傷(MDRPU). Expert Nurse 32(13):18-23, 2016

# Part 3
# 失禁関連皮膚炎（IAD）

Part 3 | IAD

# 発生要因とリスクアセスメント

## 失禁関連皮膚炎 (incontinence - associated dermatitis : IAD)

### 1. 定義

- 尿または便(あるいは両方)が皮膚に接触することにより生じる皮膚炎

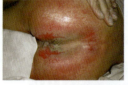
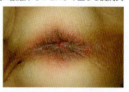

- この場合の皮膚炎には,局所に炎症が存在することを示しており,その中には湿疹・皮膚炎群(おむつ皮膚炎),アレルギー性接触皮膚炎,物理化学的皮膚障害,皮膚表在性真菌感染症を含む

## CLINICAL EYE

### IAD か否かの判断

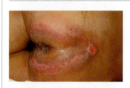

**IAD**

軟便の失禁があり,おむつ使用.肛門部からやや離れた部位に便が付着

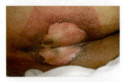

**褥瘡**

おむつを着用していたが,排泄物の付着なし.病態が悪化し,体位変換が困難になり,褥瘡が発生

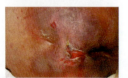

**褥瘡と IAD**

IAD は改善傾向であったが,尾骨に圧迫・摩擦・ずれが加わり,褥瘡が発生

## 2. 好発部位

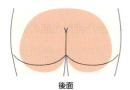
後面

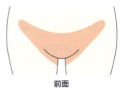
前面

## 3. アセスメント項目 (文献1より転載)

- 成人・高齢者であり、自分自身で排泄ケアとスキンケアの実施が困難な患者が対象
- 該当項目が1つでもあれば、「IADの発生リスクあり」または「IADが発生した場合には重症化する可能性あり」と判断する

| | |
|---|---|
| 全身要因・皮膚の脆弱化 | □低栄養状態<br>□血糖コントロール不良な糖尿病<br>□放射線療法中あるいは使用歴 (骨盤内腔照射に限る)<br>□免疫抑制剤使用中<br>□抗がん剤使用中<br>□ステロイド剤使用中<br>□抗菌薬使用中<br>□ドライスキン<br>□浮腫 |
| 殿部・会陰部環境 | □排泄物による浸軟<br>□皮膚のたるみ<br>□関節拘縮などによる股関節の開排制限<br>□膀胱直腸瘻・直腸膣瘻<br>□尿・便以外の刺激物の接触 (帯下, 下血など)<br>□頭側挙上, 座位などの長時間同一体位による圧迫・ずれ (排泄物の密着状態)<br>□介護力の不足<br>□患者の拒否によるケアの実施困難<br>□過度な洗浄・拭き取り |

### POINT

- IADと鑑別すべき疾患として、乳房外パジェット病、有棘細胞癌、ケイラー紅色肥厚症、梅毒、軟性下疳、単純ヘルペス、壊疽性膿皮症、慢性膿皮症、クローン病、熱傷 (化学熱傷を含む)、紅色陰癬、水疱性類天疱瘡、固定薬疹、などがあげられる

# IAD 重症度評価スケール (IAD-set)

## IAD-set(文献2より転載)による評価の流れと進め方

- IAD-setとはIADの重症度を評価するスケールで，8部位で「皮膚の状態」と「付着する排泄物のタイプ」の2つを評価する

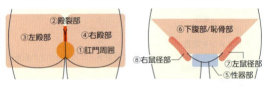

②殿裂部
③左殿部　④右殿部
①肛門周囲
⑥下腹部/恥骨部
⑧右鼠径部　⑦左鼠径部
⑤性器部

| Ⅰ．皮膚の状態 | 0点 | 1点 |
|---|---|---|
| 皮膚障害の程度 | なし | 紅斑 |
| カンジダ症の疑い | なし | あり |

| | ① | ② | ③ | ④ |
|---|---|---|---|---|
| | | | | |
| | | | | |
| | | | | |

\*同一部位に皮膚障害の程度が異なるものが混在する場合は重症の高いほうを選択する

| Ⅱ．付着する排泄物のタイプ | 0点 | 1点 |
|---|---|---|
| 便 | 付着なし | 有形便 |
| 尿 | 付着なし | 正常 |

©2016，2017 一般社団法人日本創傷・オストミー・失禁管理学会　著作権は，日本創傷・オストミー・失禁管理学会に帰属します．許可なく営利目的で使用することを禁じます．

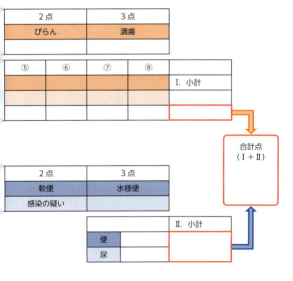

## Part 3 | IAD | IAD重症度評価スケール (IAD-set)

### 1. 評価の流れ

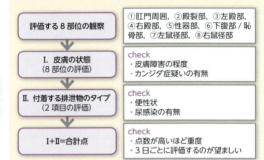

評価する8部位の観察 → ①肛門周囲, ②殿裂部, ③左殿部, ④右殿部, ⑤性器部, ⑥下腹部/恥骨部, ⑦左鼠径部, ⑧右鼠径部

I. 皮膚の状態 (8部位の評価)
check
・皮膚障害の程度
・カンジダ症疑いの有無

II. 付着する排泄物のタイプ (2項目の評価)
check
・便性状
・尿感染の有無

I+II=合計点
check
・点数が高いほど重度
・3日ごとに評価するのが望ましい

### 2. 評価の進め方

**1** 8部位を観察・評価する

**2** 各8部位について,以下の項目を評価する

| 項目 | | 点数 | | 留意点 |
|---|---|---|---|---|
| I 皮膚の状態 | 皮膚障害の程度 | なし<br>紅斑<br>びらん<br>潰瘍 | 0点<br>1点<br>2点<br>3点 | ・1つの部位に複数の症状が存在する場合は,より重症な症状を選ぶ<br>〔例:紅斑(1点)とびらん(2点)が併存→びらんを選択〕 |
| | カンジダ症の疑い | なし<br>あり | 0点<br>1点 | ・診断前でもカンジダ症の疑いがある場合は1点 |
| II 付着する排泄物のタイプ | 便 | 付着なし<br>有形便<br>軟便<br>水様便 | 0点<br>1点<br>2点<br>3点 | ・便の硬さの見解を統一するために,ブリストル便形状スケールと対比し,点数をつけることが推奨される(右図) |
| | 尿 | 付着なし<br>正常<br>感染の疑い | 0点<br>1点<br>2点 | ・強い臭気を伴う尿(アンモニア臭)がある場合は2点 |

98

- ブリストル便形状スケールでは，便形状は，タイプ①（コロコロ便）から⑦（水様便）までの7つに分類され，消化管通過時間との相関が示されている
- タイプ①・②は消化管に停滞する時間が長く「便秘」，③・④・⑤は「正常」，⑥・⑦は消化管に留まる時間が短く「下痢」とされる

### ブリストル便形状スケール

| ①コロコロ便 | ②硬い便 | ③やや硬い便 | ④普通便 | ⑤やや軟らかい便 | ⑥泥状便 | ⑦水様便 |
|---|---|---|---|---|---|---|

### IAD-set

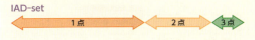

3 8部位の合計点で重症度を判断する

- 点数が大きいほど重症と判断する
- 点数が減少することで改善と判断する

Ⅰ皮膚の状態（小計点）＋Ⅱ付着する排泄物のタイプ（小計点）＝合計点
【記載例】 IAD-set Ⅰ9＋Ⅱ4＝13

Part 3 | IAD

# IAD-set ケアアルゴリズム

- IAD-set に基づいたケアの指針
- 自分自身で排泄ケアおよびスキンケアの実施が困難な成人・高齢者が対象
- 局所ケアとして，①標準的スキンケア（清拭・洗浄，保湿），②排泄物の付着の防止（皮膚の保護），③皮膚に付着した排泄物の除去（排泄物の収集）を実施し，IAD を予防・管理する

## IAD-set ケアアルゴリズム (文献3より転載)

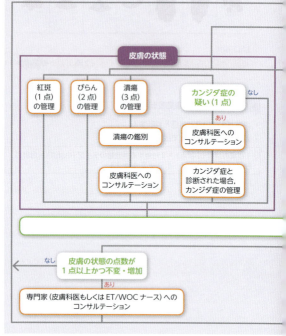

※「排尿自立指導料」診療報酬対象研修などがこれに該当する

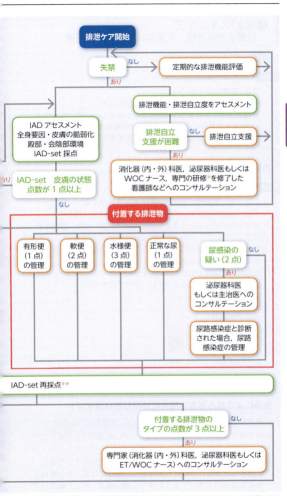

※※IAD-setの再採点は全身状態や排泄物の改善がみられない、あるいは3日後に行うことが望ましい

# 標準的スキンケア
## —付着する排泄物，皮膚の状態すべてに共通

### 1. 清拭

- 排泄（失禁）ごとに行う
- ウェットワイプまたは皮膚清拭剤を使用する
- 皮膚清拭剤はジメチコン（シリコーンオイルの一種で撥水性あり）やオイルを含み，滑りのよいものを使用する
- タオルは機械的刺激が強いので，使用を控える

### 2. 洗浄

- 1日1回，弱酸性の皮膚洗浄剤を用いて洗浄する
- 1日の排便回数が多い場合も洗浄剤の使用は1日1回とする
- スポンジやナイロンタオルは機械的刺激が強いので，使用を避ける
- 洗浄剤の泡で包み込むようにして，皮膚をなでるように洗う
- 尿道側から肛門側の順に洗う
- 洗浄剤を微温湯で十分に洗い流す
- 皮膚を擦らず押さえるようにして水分を拭き取る

## CLINICAL EYE

### 洗浄による痛みがある場合に検討したいポイント

❶ 洗浄水の種類 ➡ 水道水で痛みがあれば，生理食塩水を使用

❷ 洗浄時の温度 ➡ 37℃程度が望ましいが，常温のほうが痛みが少ない場合もある

❸ 洗浄水の圧 ➡ 洗浄ノズル，洗浄ボトルを使用している場合，洗浄水は皮膚障害（痛み）がある部位に直接かけず，少し離れたところから圧をかけすぎないように洗い流す．また，紙コップや広口容器に微温湯を入れて洗い流してもよい

## 3. 保湿

> **POINT**
> - 1日1回以上，保湿剤を塗布する
> - 保湿剤は洗浄後または入浴後10分以内を目安に塗布する
> - 保湿剤は排泄物が付着しうるすべての部位に塗布する
> - 保湿剤は伸びがよく，塗りやすいものを選択する
> - エモリエント成分（水分の蒸発を防ぐ）が主である保湿剤を選択する
> - ドライスキンの場合には，セラミドや天然保湿因子を含む保湿剤が有効である

### 🔍 CLINICAL EYE

#### 保湿剤使用量の目安

- 成人の手掌2枚分の範囲に塗る場合は，ローションでは1円玉程度の大きさが，軟膏・クリームでは第1関節分（約0.5 g）が目安となる

**ローションの場合**
1円玉程度の大きさ

**軟膏・クリームの場合**
第1関節分（約0.5g）

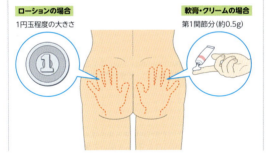

## 付着する便の管理

### 1. 便の付着の防止―皮膚の保護
#### a. 軟便 (2 点), 水様便 (3 点) 共通

> **POINT**
> - 成分にワセリンやジメチコンなどが配合された撥水性皮膚保護剤を塗布する
> - 創傷被覆材やテープの固定が必要な部位は, 皮膚被膜剤を使用する
> - 皮膚保護剤は排泄物が付着しうるすべての範囲に塗布する

### 2. 皮膚に付着した便の除去―便の収集
#### a. 有形便 (1 点)

> **POINT**
> - ADL, 身体のサイズ, 失禁の量を考慮し, 適切なおむつを選択する
> - 失禁後は可能な限り直ちにおむつを交換する

#### b. 軟便 (2 点)

> **POINT**
> - 失禁後は可能な限り直ちにおむつを交換する
> - 失禁の量や回数が多い場合は, 軟便専用パッドの使用を検討する

#### c. 水様便 (3 点)

> **POINT**
> - 非感染性の下痢で水様便が持続する場合は, 装具型肛門用装具 (単品系ストーマ用装具を含む) を用いて便の付着を防ぐ (右頁). または軟便専用パッドとポリエステル繊維綿を組み合わせて用いてもよい
> - ポリエステル繊維綿は, 肛門周囲から会陰部にかけての皮膚とおむつの隙間を埋めるために使用する
> - 軟便専用パッドは, 水様便排泄後, 可能な限り直ちに交換する
> - 感染性の下痢の場合は, 持続的難治性下痢便ドレナージを検討する

### 装具の実際の使用例

① 水様便（排便回数 8 回 / 日以上）が持続し，IAD が発生．感染性腸炎は否定

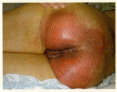

② 単品系ストーマ用装具（ポスパック・シンプル）を肛門周囲のしわにかからないように穴あけする

③ しわやたるみを伸ばして装具を装着する※

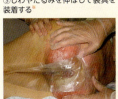

④ 適宜，装具内に吸収パッドを入れる

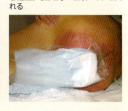

⑤ 14 日後，排便回数は 3 回 / 日程度になり，びらんは治癒したため，撥水性皮膚保護剤に変更

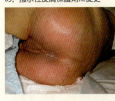

※装着部位にびらんがある場合は，粉状皮膚保護剤を散布してから装具を装着する

# Part 3 | IAD | IAD-set ケアアルゴリズム

## 3. 確認事項
### a. 軟便 (2 点)

| | |
|---|---|
| 緩下剤や刺激性下剤を使用している場合 | → 主治医に相談し、薬剤の種類や投与量の変更、一時中止について検討 |
| 経腸栄養剤が便性状に関与している場合 | → 主治医、管理栄養士、NSTに相談。投与速度を遅らせる、浸透圧の低い薬剤に変更する、希釈して使用するなどの対応を行う |
| 軟便専用パッドでの対応が不十分な場合 | → ET/WOCナースに相談し、装具型肛門用装具 (単品系ストーマ用装具を含む) の使用を検討※ |

※装具型肛門用装具を剥がす場合は、皮膚用粘着剥離剤を使用

### b. 水様便 (3 点)

| | |
|---|---|
| 非感染性の下痢で、緩下剤や刺激性下剤を使用している場合 | → 主治医に相談し、薬剤の種類や投与量の変更、一時中止について検討 |
| 非感染性の下痢で、経腸栄養剤が便性状に関与している場合 | → 主治医、管理栄養士、NSTに相談し、経腸栄養剤の浸透圧・組成・濃度・投与速度・投与量を調整 |
| 感染性の下痢の場合 | → 医師の指示のもと治療・管理を開始。嘔吐を伴う場合には脱水となる可能性があるため、口渇や粘膜の乾燥などの脱水症状の観察と電解質バランスに注意を払う |
| 持続的難治性下痢便ドレナージを実施する場合 | → 適応と禁忌を確認し、患者・家族の同意を得たうえで、医師の管理下で実施 |
| 持続的難治性下痢便ドレナージを行っても皮膚汚染が続く場合 | → ET/WOCナースに相談し、装具型肛門用装具 (単品系ストーマ用装具を含む) の使用を検討 |

## CLINICAL EYE

### 下痢の分類と原因（文献4より転載）を押さえる

| 分類 | 原因（例） |
|---|---|
| 浸透圧性下痢 | 塩類下剤，腸管切除術後，バイパス術後 |
| 分泌性下痢 | 病原微生物による腸管感染，広範囲の結腸切除術後，膵頭十二指腸切除術後，大腸刺激性下剤 |
| 腸管粘膜障害 | 薬剤性腸炎（抗菌薬，抗がん剤など），感染性腸炎，放射線性腸炎，腸管浮腫 |
| 腸管運動障害 | 甲状腺機能亢進，過敏性腸症候群，糖尿病 |

## CLINICAL EYE

### 下痢により IAD が生じた場合にチェックすべき主な要因

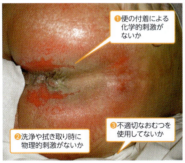

❶ 便の付着による化学的刺激がないか

❷ 洗浄や拭き取り時に物理的刺激がないか

❸ 不適切なおむつを使用してないか

- ❶：下痢になると，便の水分量が増え，消化酵素の活性が高くなり，アルカリ性に傾く．下痢便が皮膚に付着した状態が続くと，皮膚のバリア機能が低下する
- ❷：頻回な洗浄は，バリア機能が低下した皮膚への物理的刺激となり，びらんを引き起こす．特に蒸しタオルによる清拭は，摩擦と温熱刺激が加わり，IAD の悪化につながる
- ❸：吸収性や通気性の低いおむつ，おむつの重ね使いにより，皮膚表面は高温多湿となり，浸軟や感染のリスクが高まる

## CLINICAL EYE

### 下痢が持続する原因と管理

❶下痢が持続する原因

| 消化・吸収機能の低下 | 短腸症候群，脂肪吸収障害など |
|---|---|
| 腸管の炎症 | 感染性腸炎，過敏性大腸炎，潰瘍性大腸炎など |
| 食事や経腸栄養剤に関するもの | 食物繊維の少ない食事，食べすぎ，飲みすぎ，冷たいもの，経腸栄養剤投与の影響（速い，冷たい，多い），栄養剤やルートの細菌感染など |
| 薬剤の有害事象 | 抗菌薬，抗がん剤，免疫抑制剤 |

❷下痢が持続する場合の管理
 a. 原因のアセスメントと対策
 b. 局所のスキンケア
 c. 感染の防止
 d. 栄養管理
 e. 水分・電解質管理

## CLINICAL EYE

### おむつから排泄物が漏れる場合の確認のポイント

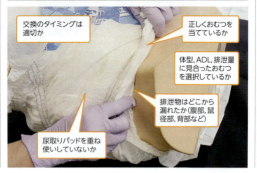

- 交換のタイミングは適切か
- 正しくおむつを当てているか
- 体型，ADL，排泄量に見合ったおむつを選択しているか
- 排泄物はどこから漏れたか（腹部，鼠径部，背部など）
- 尿取りパッドを重ね使いしていないか

# 付着する尿の管理

## 1. 尿の付着の防止―皮膚の保護
### a. 尿感染の疑い (2 点)
- **POINT** は「a. 軟便 (2 点), 水様便 (3 点) 共通」と同様 (p104)

## 2. 皮膚に付着した尿の除去―尿の収集
### a. 正常な尿 (1 点), 尿感染の疑い (2 点) 共通

> **POINT**
> - ADL, 身体のサイズ, 失禁の量を考慮し, 適切なおむつを選択する
> - 尿取りパッドは, 逆戻りが少ない, 通気性がよい, 吸収体面積が小さく尿の接触面積を縮小できるものを使用する
> - 失禁後は直ちにおむつを交換する. ただし, 尿意を訴えることが困難な場合は, 失禁のタイミング, 頻度, 量からおむつの交換を判断する
> - 失禁の量や回数が多い場合は, 尿付着部位へのポリエステル繊維綿の使用を検討する

### 尿取りパッド・おむつの当て方 (例)

〔男性の場合〕

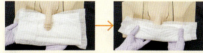

尿取りパッドの種類は尿量や陰茎サイズなどにより選択する

〔女性の場合〕

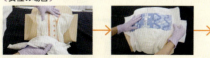

女性が尿取りパッドとテープ付きおむつを組み合わせて使用する場合は, 尿取りパッドは 1 枚のみにする

## CLINICAL EYE

### 尿取りパッドの当て方

#### ❶じゃばら当て（男女共通）

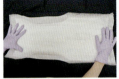

①吸収面を広げる

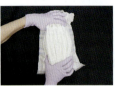

②端からじゃばらに折り返す

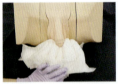

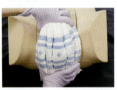

③男性の場合，陰茎を吸収体のじゃばらに軽くはさむ．女性の場合，吸収体と排尿口の空間を埋めるように股間部分に当てる

#### ❷三角巻き（男性）

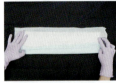

①パッドを広げ，下側を折り上げる

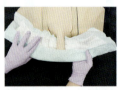

②陰茎に当てる

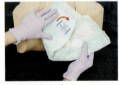

③三角に折り上げる

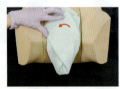

④先端が開かないように注意する

### ❸ 折り返し巻き（男性）

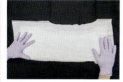

① パッドを広げ，下側を少し折り上げる

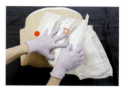

② ●と◎が重なるように折る

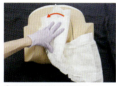

③ 吸収面を外側に折り返す

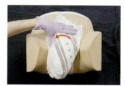

④ 反対のパッドを折り返し，吸収面同士を重ね合わせる

### ❹ ロール巻き（女性）

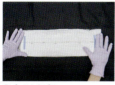

① パッドを広げる

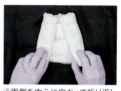

② 両側を中心に向かって折り返していく

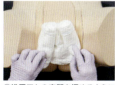

③ 排尿口との空間を埋めるように当てる

## Part 3 | IAD | IAD-set ケアアルゴリズム

### 3. 確認事項
#### a. 正常な尿（1点）

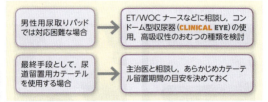

| 男性用尿取りパッドでは対応困難な場合 | → | ET/WOCナースなどに相談し、コンドーム型収尿器（**CLINICAL EYE**）の使用、高吸収性のおむつの種類を検討 |
| 最終手段として、尿道留置用カテーテルを使用する場合 | → | 主治医と相談し、あらかじめカテーテル留置期間の目安を決めておく |

#### b. 尿感染の疑い（2点）

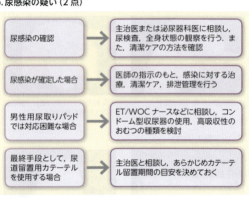

| 尿感染の確認 | → | 主治医または泌尿器科医に相談し、尿検査、全身状態の観察を行う。また、清潔ケアの方法を確認 |
| 尿感染が確定した場合 | → | 医師の指示のもと、感染に対する治療、清潔ケア、排泄管理を行う |
| 男性用尿取りパッドでは対応困難な場合 | → | ET/WOCナースなどに相談し、コンドーム型収尿器の使用、高吸収性のおむつの種類を検討 |
| 最終手段として、尿道留置用カテーテルを使用する場合 | → | 主治医と相談し、あらかじめカテーテル留置期間の目安を決めておく |

## 🔍 CLINICAL EYE

### コンドーム型収尿器について
- 陰茎に装着して蓄尿袋に接続し、尿をドレナージする
- 陰毛が長い場合は、必要に応じてカットする
- 適切なサイズを選択し、陰茎部の清潔と観察を行いながら使用する

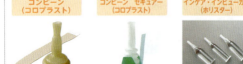

コンビーン（コロプラスト）　コンビーン セキュアー（コロプラスト）　インケア・インビューカテ（ホリスター）

# 皮膚の状態の管理

## 1. 皮膚の保護

### a. 紅斑（1点）

> **POINT**
> - 撥水性皮膚保護剤あるいは皮膚被膜剤を排泄物が付着しうる範囲に塗布する
> - 浮腫を伴う場合は，オイルを使用する

### b. びらん（2点）

> **POINT**
> - ストーマ用粉状皮膚保護剤（CMC系）を散布し，余分な粉を払った後，皮膚被膜剤を塗布する

### c. 潰瘍（3点）

> **POINT**
> - 炎症・感染がない場合は，ストーマ用粉状皮膚保護剤を散布した後，亜鉛華軟膏を厚めに塗布する．またはハイドロコロイド創傷被覆材などや，ストーマ用板状皮膚保護剤を貼付する
> - 炎症・感染の疑いがある場合は，医師または皮膚科医に相談し，外用薬（ユーパスタなど）を塗布する

## 🔍 CLINICAL EYE

### 皮膚の状態を見分けられるようにしておく

| 紅斑 | びらん |
| --- | --- |
|  |  |

| 潰瘍 | カンジダ |
| --- | --- |
|  |  |

## Part 3 | IAD | IAD-set ケアアルゴリズム

### 2. 確認事項
#### a. 紅斑（1点）

| 皮膚の保護を行っても痛みを伴う場合 | → | 主治医または皮膚科医に相談し，感染・炎症の有無を判断し，外用薬を検討 |

#### b. びらん（2点）

| 痛みを伴う場合 | → | 主治医または皮膚科医に相談し，外用薬，鎮痛薬（全身投与）の投与を検討する．感染・炎症が疑われる場合は抗菌薬の使用も検討 |

| 粉状皮膚保護剤が容易に剥がれる場合 | → | ET/WOCナースなどに相談し，粉状皮膚保護剤と亜鉛華軟膏を混ぜたものを塗布することを検討する（**CLINICAL EYE**，写真❶） |

| 粉状皮膚保護剤と亜鉛華軟膏を混ぜたものが短時間で除去されてしまう場合 | → | ET/WOCナースなどに相談し，ハイドロコロイド創傷被覆材（写真❷），フォーム創傷被覆材，ストーマ用板状皮膚保護剤の貼付を検討 |

## 🔍 CLINICAL EYE

### ケアの実際

①びらん部と便が付着する範囲に，粉状皮膚保護剤と亜鉛華軟膏を混ぜたものを約3mmの厚さで塗布する，②おむつを使用すると脱落するため，不織布ガーゼを1枚当てる，③排便時に脱落した部分のみに重ね塗りする．便が付着している場合は，つまみとって重ね塗りする，④通常の洗浄剤では除去しにくいため，オイル（オリーブ油など）で軟膏成分をクレンジングしてから洗浄する，⑤過剰な洗浄による角質層の脱落を防ぐため，洗浄剤の使用は1日1回とする

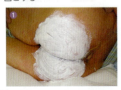
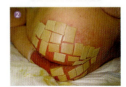

## c. 潰瘍（3点）

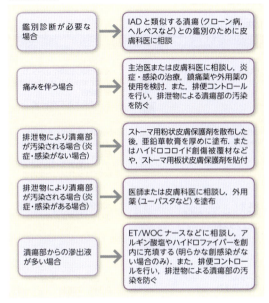

## 3. 皮膚カンジダ症の疑い（1点）への対応

- 感染徴候が確認された場合は，主治医もしくは皮膚科医に相談する
- 感染が確定したら，医師の指示のもと治療を行う

### a. ケアのポイント

- 陰部洗浄により病変部を清潔に保つ
- 失禁後は直ちにおむつを交換する
- おむつ交換時は，適宜空気浴を行う
- エアマットレスを使用している場合は，換気モードを稼働させる
- 衣類は通気性のよい素材を選択する
- 皮膚密着部位（鼠径部，会陰部，肛門周囲）へのポリエステル繊維綿の使用を検討する

# 製品一覧

## 1. 洗浄剤 (文献5を一部改変し, 転載)

| 主な商品 (販売元) | 特徴 |
| --- | --- |
| セキューラ®CL<br>(スミス・アンド・ネフュー) | ・リキッド状<br>・皮膚と同じ弱酸性 (pH5.2)<br>・アロエベラ・グリセリンの保湿成分配合<br>・片手で使えるスプレー式 |
| リモイス®クレンズ<br>(アルケア) | ・天然オイルで汚れを落とす<br>・オリーブスクワランの保湿成分配合<br>・クリーム特有のべたつきが少なく, さっぱりとした使用感 |
| シルティ<br>水のいらないもち泡洗浄<br>(コロプラスト) | ・天然保湿成分 (セリシン) 配合<br>・さわやかな青葉の香り |
| ベーテル™F<br>清拭・洗浄料<br>(ベーテル・プラス) | ・保湿成分セラミド配合<br>・無香料, 無着色 |
| ソフティ 泡洗浄料<br>(花王プロフェッショナル・サービス) | ・セラミド機能成分配合<br>・低刺激性洗浄成分配合 |
| コラージュフルフル<br>泡石鹸<br>(持田ヘルスケア) | ・抗真菌 (抗カビ) 成分「ミコナゾール硝酸塩」を配合<br>・殺菌成分配合<br>・汚れを落とし, 臭いも予防 |

## 2. 保湿剤 (文献6を一部改変し, 転載)

| 主な商品 (販売元) | 特徴 |
|---|---|
| ベーテル™ 保湿ローション (ベーテル・プラス) | ・セラミド, 天然保湿成分配合<br>・弱酸性 |
| シルティ保湿ローション (コロプラスト) | ・ピュアセリシン™とセラミドNPの2つの成分を配合<br>・保湿成分を補いバリア機能を助け, 肌荒れを防ぐ |
| セキューラ®ML (スミス・アンド・ネフュー) | ・伸びがよく, べとつかない<br>・塗布後は医療用テープなど貼付可能 |
| コラージュD メディパワー保湿ジェル (持田ヘルスケア) | ・3種のセラミド配合<br>・アトピー体質など乾燥肌のための薬用保湿ジェル |

## 3. 皮膚保護剤 (文献7を一部改変し, 転載)

| 主な商品 (販売元) | 特徴 |
|---|---|
| 3M™ キャビロン™ ポリマーコーティングクリーム (スリーエム ジャパン) | ・保湿成分配合<br>・保護性・保湿性・耐久性がある |
| リモイス®バリア (アルケア) | ・ヒアルロン酸ナトリウム配合<br>・撥水・保湿効果がある |

## Part 3 | IAD | 製品一覧

### 3. 皮膚保護剤（つづき）

| 主な商品（販売元） | | 特徴 |
|---|---|---|
| セキューラ®PO<br>（スミス・アンド・ネフュー） | | ・チョウジオイル・ワセリン配合<br>・撥水・保護効果が高い |
| ソフティ 保護オイル<br>（花王プロフェッショナル・サービス） |  | ・ポリエーテル変性シリコーン配合<br>・むれにくく，潤い保持 |

### 4. 皮膚被膜剤（文献8を一部改変し，転載）

| 主な商品（販売元） | | 特徴 |
|---|---|---|
| 3M™キャビロン™非アルコール性皮膜<br>（スリーエムジャパン） | | ・ノンアルコール<br>・一般医療機器の液体包帯<br>・健康な皮膚および赤みや肌荒れの皮膚に使用可能<br>・皮膜の耐久性は72時間 |
| セキューラ®ノンアルコール被膜<br>（スミス・アンド・ネフュー） |  | ・ノンアルコール<br>・一般医療機器の液体包帯<br>・健康な皮膚および傷んだ皮膚に使用可能 |
| リモイス®コート<br>（アルケア） |  | ・ノンアルコール<br>・保湿成分配合<br>・微粒子構造でつっぱりやむれを軽減 |

## 5. 軟便用の吸収パッド・シート

| 主な商品（販売元） | 特徴 |
|---|---|
| アテントSケア軟便安心パッド（業務用）/アテントお肌安心パッド軟便モレも防ぐ（市販用）（大王製紙）<br />  | ・従来の尿取りパッドでは吸収できなかった軟便を閉じ込める吸収体を使用し、肌への便付着を軽減<br />・軟便や下痢便が目詰まりしにくい網目状シートを採用 |
| リフレ軟便モレを防ぐシート（リブドゥコーポレーション）<br /> | ・紙おむつ・尿パッドを併せて使用<br />・特殊な繊維が軟便のひろがりを抑え、モレを防止<br />・やわらかい素材なので、パッドの中に入れてもごわつかない |

## 6. 肛門パウチングに使用できる装具

| 主な商品（販売元） | 特徴 |
|---|---|
| フレックステンドフィーカル（肛門用）（ホリスター）<br /> | ・排泄物を皮膚に付着させずにパウチに収容<br />・柔軟な皮膚保護剤が、肛門周辺の凹凸に密着して皮膚を保護<br />・重層構造のパウチによる防臭効果 |
| イレファイン®・Dキャップフラット（アルケア）<br /> | ・四層構造のフィルターが、スムーズなガス抜きと高い脱臭効果を持続<br />・フィルターを指で数回つまめば、通気性が回復する機構を採用 |
| ポスパック®・シンプル（アルケア）<br /> | ・面板にしなやかな超薄型皮膚保護剤を使用<br />・ストーマ袋は排出口が広いオープンエンド型 |

## 7. 下痢便ドレナージ管理システム

| 主な商品(販売元) | 特徴 |
|---|---|
| ●便失禁管理システム<br>フレキシシール®SIGNAL<br>(コンバテックジャパン)<br> | ・水様性の便を閉鎖式に回収・管理するシリコンチューブとコレクションパウチからなる便失禁管理システム |
| ●便失禁ケアシステム<br>バード®ディグニシールド®<br>(メディコン)<br>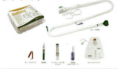 | ・持続的難治性下痢患者の水様または泥状便を誘導・排出するために使用<br>・直腸に挿入するドレナージチューブとコレクションバッグなどで構成 |

###  文献

1) 日本創傷・オストミー・失禁管理学会(編):IAD ベストプラクティス.p20,照林社,2019
2) 前掲1),p13
3) 前掲1),p19
4) 松原康美(編),日本がん看護学会(監):病態・治療をふまえた がん患者の排便ケア(がん看護実践ガイド).p9,医学書院,2016
5) 樋口ミキ:排泄機能障害のスキンケア,日本創傷・オストミー・失禁管理学会(編):排泄ケアガイドブック—コンチネンスケアの充実をめざして.p233,照林社,2017
6) 樋口ミキ:スキンケア,溝上祐子(編著):パッと見てすぐできる褥瘡ケア.p51,照林社,2015
7) 前掲6),p53
8) 樋口ミキ:テープ・ドレッシング材の貼り方,剝がし方,溝上裕子(編著):パッと見てすぐできる褥瘡ケア.p45,照林社,2015

###  参考文献

1) 日本創傷・オストミー・失禁管理学会(編):新版「排尿自立指導料」に関する手引き.照林社,2018
2) 日本創傷・オストミー・失禁管理学会(編):排泄ケアガイドブック.照林社,2017
3) 日本大腸肛門病学会(編):便失禁診療ガイドライン2017年版.南江堂,2017

# Part 4

# スキン-テア（皮膚裂傷）

Part 4 | スキン-テア

# 発生要因とリスクアセスメント

## スキン-テア (skin tear：皮膚裂傷)

- 摩擦・ずれによって、皮膚が裂けて生じる真皮深層までの損傷（部分層損傷）
- 発生部位は上肢が最も多く、次に下肢が多い

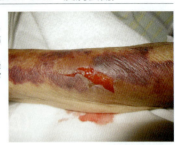

### 1. 発生しやすい状況

- テープ剥離時
- ベッド柵にぶつけた時
- 清潔ケア時（入浴・清拭など）
- 更衣時
- 転倒・転落時
- 車椅子・ストレッチャー・ベッドへの移乗介助時
- 抑制帯使用時、など

### 2. 発生する状況の具体例と除外例 (文献1を一部改変し、転載)

| | |
|---|---|
| 具体例 | ❶ 四肢がベッド柵に擦れて皮膚が裂けた（ずれ）<br>❷ 絆創膏を剥がす時に皮膚が裂けた（摩擦）<br>❸ 車椅子などの移動介助時にフレームなどに擦れて皮膚が裂けた（ずれ）<br>❹ 医療用リストバンドが擦れて皮膚が裂けた（摩擦）<br>❺ リハビリ訓練時に身体を支持していたら皮膚が裂けた（ずれ）<br>❻ 体位変換時に身体を支持していたら皮膚が裂けた（ずれ）<br>❼ 更衣時に衣服が擦れて皮膚が裂けた（摩擦・ずれ）<br>❽ 転倒時に皮膚が裂けた（ずれ）<br>❾ ベッドから転落した時に皮膚が裂けた（ずれ） |
| 除外例 | ❶ 寝具や車椅子などによる持続した圧迫やずれで皮膚が剥がれた（褥瘡）<br>❷ 医療機器による持続した圧迫やずれで皮膚が剥がれた（医療関連機器圧迫創傷）<br>❸ 失禁患者のおむつ内の皮膚が炎症により剥がれた（失禁関連皮膚炎） |

## 🔍 CLINICAL EYE

### 好発部位と発生しやすい時間帯を把握しておく

- スキン-テアの8割以上は四肢に生じ、上肢65％、下肢20％とされている [2]
- 日常生活動作およびケア介助が活発な時間帯に発生頻度が高く、午前6:00～11:00、午後3:00～9:00の時間帯に起こりやすい [3]

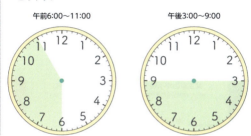

午前6:00～11:00　　　　午後3:00～9:00

## 🔍 CLINICAL EYE

### テープ-テアを理解し、防ぐ

- 医療用テープの剥離時に生じたスキン-テアをテープ-テアといい、スキン-テアの17.5％を占め [4]、最も多い
- 末梢点滴固定テープの剥離時、前腕に発生することが多い
- テープ貼付部位に乾燥や浮腫があると発生しやすい
- テープの選択や貼り方・剥がし方など、予防するうえでのポイントは、p130を参照

## スキン-テアか否かの判断

### 1. スキン-テアの特徴
- 摩擦・ずれによって，皮膚が裂けている
  - ➡ 持続的な圧迫，排泄物の付着による創傷は，スキン-テアではない
- 真皮までの損傷である
  - ➡ 皮下組織に至る場合は，スキン-テアではない
- 皮弁がある
  - ➡ ただし，皮弁が完全に欠損しているスキン-テアもある
    〔STAR スキン-テア分類システム (p136) カテゴリー3〕

### 2. スキン-テアの判断に迷う時の見分け方 (文献5より転載)

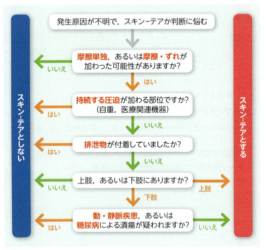

## CLINICAL EYE

### スキン-テアと裂傷の違い

スキン-テア (skin tear) は，皮膚の裂傷という意味だが，傷病名の「裂傷」とは異なる．双方とも皮膚が引き裂かれて生じた創を指すが，「裂傷」は皮下組織を越えて筋や骨に達する創も含めている．「スキン-テア」は，真皮，皮下組織にとどまる創をいう

## 🔍 CLINICAL EYE

### スキン-テア，褥瘡，MDRPU，IAD を見分ける

#### スキン-テア（カテゴリー2b）

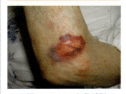

ベッド柵にぶつけて皮膚が裂け，皮弁を戻すことができないスキン-テア

#### スキン-テア（カテゴリー3）

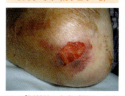

テープ剥離時に皮膚が裂け，皮弁が完全に欠損しているスキン-テア

#### 褥瘡

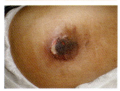

長時間同一体位での持続的な圧迫により生じた大転子部の褥瘡

#### 医療関連機器圧迫創傷（MDRPU）

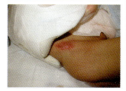

腰部ギプスの圧迫による創傷

#### 失禁関連皮膚炎（IAD）

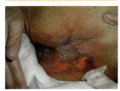

ベッド上で常時おむつを着用し，水様便が持続して生じた失禁関連皮膚炎

Part 4 | スキン-テア | 発生要因とリスクアセスメント

## リスクアセスメント (文献 6 を一部改変し,転載)

次のいずれかが該当する場合,「スキン-テアの発生と再発のリスクあり」と判断し,予防ケアを開始

- □ スキン-テアを保有している
- □ スキン-テアの既往(**1**)がある
- □ 個体要因(**2**)と外力発生要因(**3**)において,それぞれ1つでも該当する項目がある

### 1 スキン-テアの既往を確認する

- □ 患者・家族・介護者に確認する
- □ スキン-テア治癒後の特徴的な瘢痕所見(白い線状または星状の瘢痕)の有無を観察する

➡ スキン-テアの既往なしの場合, **2** へ進む

### 2 個体要因をアセスメントする

| 全身状態 | 皮膚状態 |
| --- | --- |
| □加齢(75歳以上) | □乾燥・鱗屑(写真❶) |
| □治療(長期ステロイド薬使用,抗凝固薬使用) | □紫斑(写真❷) |
| □低活動性 | □浮腫(写真❸) |
| □過度な日光曝露歴(屋外作業・レジャー歴) | □水疱(写真❹) |
| □抗がん剤・分子標的薬治療歴 | □ティッシュペーパー様(皮膚が白くカサカサして薄い状態) |
| □放射線治療歴 | |
| □透析治療歴 | |
| □低栄養状態(脱水含む) | |
| □認知機能低下 | |

➡ 1項目でも該当すれば, **3** へ進む

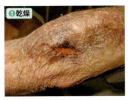

**❶乾燥**

皮膚が乾燥し，落屑がみられる

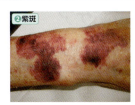

**❷紫斑**

皮膚が脆弱化し，上肢に紫斑が散在

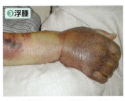

**❸浮腫**

浮腫が顕著になり，紫斑もみられる

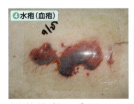

**❹水疱（血疱）**

水疱（血疱）が生じ，ポリウレタンフィルムで保護

### 3 外力発生要因をアセスメントする

| 患者行動<br>(患者本人の行動によって摩擦・ずれが生じる場合) | 管理状況<br>(ケアによって摩擦・ずれが生じる場合) |
|---|---|
| □痙攣・不随意運動<br>□不穏行動<br>□物にぶつかる（ベッド柵，車椅子など） | □体位変換・移動介助（車椅子，ストレッチャーなど）<br>□入浴・清拭などの清潔ケアの介助<br>□更衣の介助<br>□医療用テープの貼付<br>□器具（抑制具，医療用リストバンドなど）の使用<br>□リハビリテーションの実施 |

➡ 1項目でも該当すれば，「スキン-テアのハイリスク患者」と判定し，発生と再発の予防ケアを実施

Part 4 | スキン-テア

# 予防ケア

## 外力保護ケア

### 1. ベッド環境

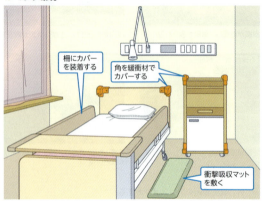

- 柵にカバーを装着する
- 角を緩衝材でカバーする
- 衝撃吸収マットを敷く

### 2. 医療用リストバンド

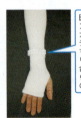

医療用リストバンドは、ダーマカバー(スキン-テアを繰り返す、または発生リスクがある場合、外部刺激から皮膚を保護)の上に装着

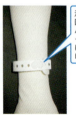

浮腫が増強し、医療用リストバンドがきつくなった場合は、早めにつけかえる

## 3. 車椅子環境

※レッグカバーやアームカバーは衣服の下に着用する場合が多い．各施設の方法に従う

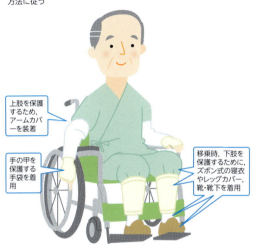

## 4. 抑制具

※抑制にあたっては，ミトン型手袋や抑制帯などが必要か検討する
※随時皮膚の観察を行い，抑制具や用法が適切か検討する

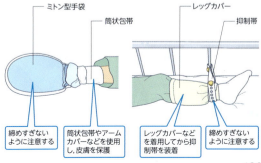

## 5. すね当て

※ 前脛骨部にスキン-テアの発生を繰り返す場合,ウレタンフォームなどを当てる

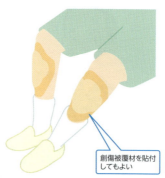

創傷被覆材を貼付してもよい

## 6. 医療用テープ

※ 最初に医療用テープ以外の固定方法がないか検討する

### 固定方法

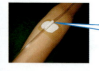

予め薄い被覆材を貼付. 医療用テープはオメガ型固定(p83)

### 貼り方

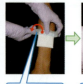

テープは中心から外側に向かって貼る

剥がしやすくするためのつまみをつくっておく

### 剥がし方

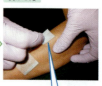

テープを反転させ,粘着剥離剤でテープ接着部を浮かせながら剥がす

## 7. 体位変換・移動介助

※体位変換補助具(スライディングシート,スライディングボード,スライディンググローブなど)を使用し,原則2人以上で実施する
※四肢に麻痺がある場合には,三角巾やベルトを用いて保護する

### スライディングシートを用いた移動介助

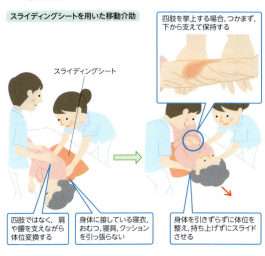

四肢を挙上する場合,つかまず,下から支えて保持する

スライディングシート

四肢ではなく,肩や腰を支えながら体位変換する

身体に接している寝衣,おむつ,寝具,クッションを引っ張らない

身体を引きずらずに体位を整え,持ち上げずにスライドさせる

### スライディンググローブを用いた移動介助

スライディンググローブ

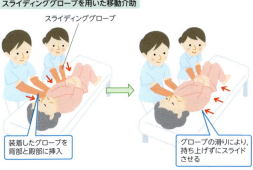

装着したグローブを背部と殿部に挿入

グローブの滑りにより,持ち上げずにスライドさせる

## スキンケア

### 1. 皮膚の保湿

※冬期は乾燥しやすいため,室内の温湿度を調整する

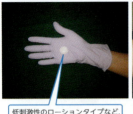
低刺激性のローションタイプなど,伸びがよい保湿剤を選択

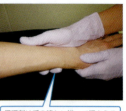
保湿剤は毛の流れに沿って押さえるように塗布する(1日2回以上)

### 2. 皮膚の洗浄方法

※冬期は乾燥しやすいため,室内の温湿度を調整する

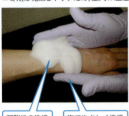
弱酸性の洗浄剤を選択

泡でやさしく洗浄し,手掌で洗う

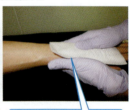
身体を拭く時は,擦らずやさしく押さえるように拭く

> **注意点**
> - 洗浄時は,高い水圧は避ける
> - 皮膚の乾燥が強い場合は,洗浄剤による洗浄を控えるか,保湿剤配合の洗浄剤を選択する
> - 入浴時は,湯温は37〜39℃程度のぬるめにし,長時間で頻繁な入浴は避ける

## 3. 寝衣の選択

※レッグカバーやアームカバーは衣服の下に着用する場合が多い．各施設の方法に従う
※※関節拘縮がある場合は，大きめまたは伸縮性のある寝衣を選択．上肢に関節拘縮がある場合は，アームカバーなどで前腕を保護してから更衣を行う

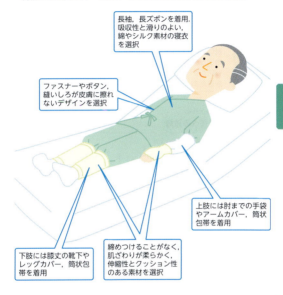

- 長袖，長ズボンを着用．吸収性と滑りのよい，綿やシルク素材の寝衣を選択
- ファスナーやボタン，縫いしろが皮膚に擦れないデザインを選択
- 上肢には肘までの手袋やアームカバー，筒状包帯を着用
- 下肢には膝丈の靴下やレッグカバー，筒状包帯を着用
- 締めつけることがなく，肌ざわりが柔らかく，伸縮性とクッション性のある素材を選択

### 注意点

- 洗濯糊を使用した寝衣の着用は避ける
- 発汗がある場合は，更衣時に寝衣が擦れたり引っ張られたりしないように注意する

Part 4 | スキン-テア | 予防ケア

# 栄養管理と教育

## 1. 栄養管理

| 栄養評価 | ・低栄養,脱水を評価する<br>・体重減少率,喫食率,血清アルブミン値（炎症・脱水がない場合）を定期的に測定する<br>・栄養評価ツール〔SGA (p54), MNA®-SF (次頁) など〕を用いて評価 |
|---|---|
| 栄養管理 | ・管理栄養士や栄養サポートチームに相談する<br>・適切な栄養補給ルート（経口摂取,経腸栄養,経静脈栄養）を検討する<br>・疾患および全身状態を考慮した栄養・水分補給を行う |

## 2. 教育 (文献7をもとに作成)

### a. 医療者・介護者への教育

☐ スキン-テアの概要
☐ スキン-テア発生のリスクアセスメント
☐ スキン-テアの有無と既往を含めた皮膚の観察方法
☐ STARスキン-テア分類システム (p136) を用いた評価方法
☐ スキン-テアの予防ケア
☐ スキン-テアの発生時の対処
☐ スキン-テアハイリスク患者の情報は,多職種で共有する
☐ スキン-テアハイリスク患者の観察,予防ケアの継続

### b. 患者・家族への教育

☐ なぜスキン-テアが発生するのか
☐ 1日1回は主に四肢の皮膚を観察
☐ どこかにぶつけたり,擦った時には,その部位の皮膚を観察する
☐ スキン-テアの発生リスクについて
☐ 安全な体位変換技術や医療用品の使用方法
☐ 四肢を挙上する際は,つかまず下から支える
☐ 低刺激性の保湿ローションを,1日2回以上塗布する
☐ 長袖,長ズボン,膝丈靴下など,適切な寝衣を選択する
☐ スキン-テアが発生した場合は,初期処置として白色ワセリンと非固着性ガーゼを用い,医療用テープは使用しない

## 簡易栄養状態評価表
### Mini Nutritional Assessment-Short Form
### MNA®

**Nestlé Nutrition Institute**

氏名:

性別:　　　　年齢:　　　　体重:　　　　kg　身長:　　　　cm　調査日:

下の口欄に適切な数値を記入し、それらを加算してスクリーニング値を算出する。

### スクリーニング

**A 過去3ヶ月間で食欲不振、消化器系の問題、そしゃく・嚥下困難などで食事量が減少しましたか?**
0 = 著しい食事量の減少
1 = 中等度の食事量の減少
2 = 食事量の減少なし

**B 過去3ヶ月間で体重の減少がありましたか?**
0 = 3 kg 以上の減少
1 = わからない
2 = 1〜3 kg の減少
3 = 体重減少なし

**C 自力で歩けますか?**
0 = 寝たきりまたは車椅子を常時使用
1 = ベッドや車椅子を離れられるが、歩いて外出はできない
2 = 自由に歩いて外出できる

**D 過去3ヶ月間で精神的ストレスや急性疾患を経験しましたか?**
0 = はい　　2 = いいえ

**E 神経・精神的問題の有無**
0 = 強度認知症またはうつ状態
1 = 中程度の認知症
2 = 精神的問題なし

**F1 BMI (kg/m²): 体重(kg)÷[身長 (m)]²**
0 = BMI が19 未満
1 = BMI が19 以上、21 未満
2 = BMI が21 以上、23 未満
3 = BMI が 23 以上

BMI が測定できない方は、F1 の代わりに F2 に回答してください。
BMI が測定できる方は、F1 のみに回答し、F2 には記入しないでください。

**F2 ふくらはぎの周囲長(cm) : CC**
0 = 31cm未満
3 = 31cm以上

### スクリーニング値
(最大:14ポイント)

**12-14 ポイント:** 栄養状態良好
**8-11 ポイント:** 低栄養のおそれあり (At risk)
**0-7 ポイント:** 低栄養

Ref.
Vellas B, Villars H, Abellan G, et al. Overview of the MNA® - Its History and Challenges. J Nutr Health Aging 2006;10:456-465.
Rubenstein LZ, Harker JO, Salva A, Guigoz Y, Vellas B. Screening for Undernutrition in Geriatric Practice: Developing the Short-Form Mini Nutritional Assessment (MNA-SF). J. Geront 2001;56A: M366-377.
Guigoz Y. The Mini-Nutritional Assessment (MNA®) Review of the Literature - What does it tell us? J Nutr Health Aging 2006; 10:466-487.
Kaiser MJ, Bauer JM, Ramsch C, et al. Validation of the Mini Nutritional Assessment Short-Form (MNA®-SF): A practical tool for identification of nutritional status. J Nutr Health Aging 2009; 13:782-788.

® Société des Produits Nestlé, S.A., Vevey, Switzerland, Trademark Owners
© Nestlé, 1994, Revision 2009. N67200 12/99 10M
さらに詳しい情報をお知りになりたい方は、**www.mna-elderly.com** にアクセスしてください。

Part 4 | スキン-テア

# 局所ケア

## 局所状態の評価

### 1. STAR スキン-テア分類システム (文献8より転載) による評価

**1** 分類システムを参考に，組織欠損の程度，皮膚または皮弁の色を観察

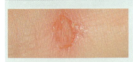

**カテゴリー1a**
創縁を(過度に伸展させることなく)正常な解剖学的位置に戻すことができ，皮膚または皮弁の色が蒼白でない，薄黒くない，または黒ずんでいないスキン-テア

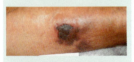

**カテゴリー1b**
創縁を(過度に伸展させることなく)正常な解剖学的位置に戻すことができ，皮膚または皮弁の色が蒼白，薄黒い，または黒ずんでいるスキン-テア

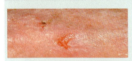

**カテゴリー2a**
創縁を正常な解剖学的位置に戻すことができず，皮膚または皮弁の色が蒼白でない，薄黒くない，または黒ずんでいないスキン-テア

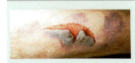

**カテゴリー2b**
創縁を正常な解剖学的位置に戻すことができず，皮膚または皮弁の色が蒼白，薄黒い，または黒ずんでいるスキン-テア

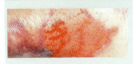

**カテゴリー3**
皮弁が完全に欠損しているスキン-テア

## ■カテゴリーの数字と文字の意味

| | |
|---|---|
| **1** | 皮弁で創面が覆える |
| **2** | 皮弁で創面が覆えない |
| **3** | 皮弁がない |
| **a** | 皮膚と皮弁の色調は周囲と比べ差がない |
| **b** | 皮膚と皮弁の色調は周囲と比べ差がある |

2 創サイズの計測(出血がある場合は,止血をしてから計測)
3 発生時の状況の確認〔いつ,どこで,何をしていて,どのようなことから発生したか(時間,場所,行動・ケア),など〕
4 記録

## 2. スキン-テアの評価の進め方 (文献9より転載)

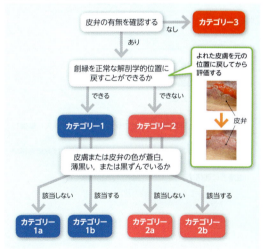

## 3. 局所ケアに用いる創傷被覆材・外用薬の種類

| 種類 | | 販売名 |
|---|---|---|
| 創傷被覆材 | ソフトシリコン | ・メピレックス トランスファー |
| | シリコンゲルメッシュドレッシング | ・エスアイエイド・メッシュ |
| | 多孔性シリコンゲルシート | ・メピテル ワン<br>・メピテル |
| | ポリウレタンフォーム / ソフトシリコン | ・エスアイ・メッシュ<br>・ハイドロサイト AD ジェントル<br>・メピレックス ボーダーⅡ |
| 皮膚接合用テープ | | ・ステリストリップ（スキンクロージャー） |
| 外用薬 | | ・白色ワセリン<br>・アズノール軟膏 |
| 非固着性ガーゼ | | ・エスアイエイド<br>・モイスキンパッド<br>・メロリン |

## 🔍 CLINICAL EYE

### 在宅での応急処置

❶ 圧迫して血を止める
❷ 流水で洗う
❸ 白色ワセリンと非固着性ガーゼで保護する（薬局で購入し準備しておくとよい）
❹ 医療用テープはできるだけ使用しない（四肢であれば伸縮包帯で固定）
❺ 医療者に連絡する

# 創傷処置

## 1. 処置の手順とポイント

- 医療処置が必要な創状態の場合には,皮膚・排泄ケア認定看護師や医師に相談する
- 天疱瘡,類天疱瘡,先天性表皮水疱症などの皮膚疾患のある患者の創傷は,医師に確認したうえで実施する

1 止血する (CLINICAL EYE)

2 洗浄する

### POINT

- 汚れや血腫も取り除くために,できるだけ温かい生理食塩水を使用する

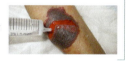

3 皮弁がある場合には,皮弁を元の位置に戻す

### POINT

- 指先や湿らせた綿棒,無鉤鑷子を用いて皮弁をゆっくり戻す(疼痛を伴うことを説明した後に実施する)

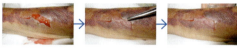

- 皮弁を元の位置に戻すのが難しい場合には,生理食塩水で湿らせたガーゼを5〜10分貼付して,再度試みる

## CLINICAL EYE

### 止血しにくい時の対処

- 必要時,圧迫止血をするが,その際にガーゼで押さえると,ガーゼの剥離刺激で再出血してしまうことがある
- 創部が上肢の場合,心臓より高い位置に挙上し,アルギン酸塩創傷被覆材(カルトスタット,ソープサンフラット,アルゴダームなど)を当て,圧迫止血する
- 止血後,被覆材に生理食塩水を十分しみこませてからゆっくり除去する
- 止血しくい時には,医師に報告する

## Part 4 | スキン-テア | 局所ケア

**4** 皮弁がずれず，創周囲に固着しないような創傷被覆材を選択する

### POINT

**■カテゴリー1a，1bの場合**
- ソフトシリコン，皮膚接合用テープで固定する
- 放置すると皮弁の位置がずれる場合は，シリコンゲルメッシュドレッシング，多孔性シリコンゲルシート，ポリウレタンフォーム/ソフトシリコン，皮膚接合用テープで固定する

**■皮弁固定に皮膚接合用テープを用いる場合**
- 関節部付近への貼付は，テープ部に緊張が加わるため避ける
- テープ間の隙間をあけて貼付する
- 紫斑部位への貼付は避ける

**■カテゴリー2a，2bで，放置すると皮弁の位置がずれる場合**
- シリコンゲルメッシュドレッシング，多孔性シリコンゲルシート，ポリウレタンフォーム/ソフトシリコンを用いる

**■カテゴリー3(皮膚欠損がある)の場合**
- 被覆材にて湿潤環境を保つ

**■不透明な被覆材を用いる場合**
- 皮弁固定を妨げないように，日にちと，被覆材を剥がす方向を矢印で書いておく

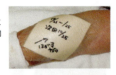

**■外用薬を使用する場合**
- 外用薬は，非固着性ガーゼに塗布してから創面に貼付する
- 医療用テープの使用は，できる限り避け，伸縮包帯などで固定する

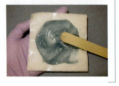

**5** 創傷部の疼痛を確認する

### POINT

- いつ，どのような時に痛みが生じるのか確認し，対応策を講じる
- 上記の対応策を講じても痛みの訴えがある場合は，医師に報告する

# 創傷被覆材の交換

## 1. 交換間隔

> **POINT**
> - 創傷被覆材は、数日間そのままにし、経過を追って皮弁の生着を観察する
> - 滲出液が多い場合は、被覆材の交換間隔・種類、局所管理方法を検討する
> - 外用薬を塗布したガーゼを貼付している場合は、創面が乾燥せず、かつ浸軟しないように適切な頻度で交換する

## 2. 交換方法

> **POINT**
> - 医療用テープを使用している場合、剥離時に粘着剥離剤を使用
> - 被覆材を剥がす時は、被覆材に記載してある矢印の方向にゆっくりと剥がす

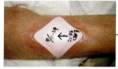 →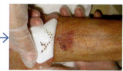

- 創面が乾燥し、ガーゼや被覆材が固着している場合は、生理食塩水を浸しながらゆっくり剥がす
- 創面を洗浄し、新たな被覆材を貼付する

## CLINICAL EYE

### こんな時は要注意!

❶ 浮腫が顕著な部位に発生した時
- 滲出液が多くなり、感染をきたしやすい
- 毎日洗浄、浮腫の治療、吸収性の高い被覆材を使用

❷ 黄色粘稠性の滲出液が認められる時
- 感染またはクリティカルコロナイゼーション (p42) の可能性がある
- 毎日洗浄、外用薬や被覆材の検討

❸ 炎症・感染徴候がみられる時
- 創部に発赤・腫脹・熱感・疼痛がみられる
- 毎日洗浄、外用薬や被覆材の検討

Part 4 | スキン-テア | 局所ケア

## 🔍 CLINICAL EYE

### 同部位の再発，他部位の発生を防ぐために

- 創治癒後も保護・保湿・観察は継続し，再発を防ぐ
- 創治癒直後は，必要に応じて被覆材で保護する（写真❶, ❷）
- 創部以外の全身の皮膚状態を観察し，皮膚の保護・保湿を行う（写真❸〜❺）
- 発生状況を振り返り，環境整備と医療者教育を行う（p128, 134）

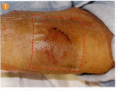

創治癒後，オプサイトジェントルロールを貼付

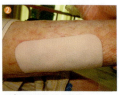

メピレックスライトの貼付

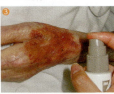

発生リスクが高い部位に皮膚被膜剤（キャビロンスプレー）を塗布

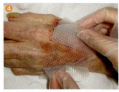

オプサイトジェントルロール貼付

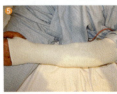

筒状包帯で前腕を保護

## 文献

1) 日本創傷・オストミー・失禁管理学会 (編):ベストプラクティス スキン-テア (皮膚裂傷) の予防と管理. p6, 照林社, 2015
2) 前掲 1), pp12-13
3) White MW, Karam S, Cowell B: Skin tears in frail elders: a practical approach to prevention. Geriatr Nurs 15: 95-99, 1994
4) 前掲 1), p12
5) 日本創傷・オストミー・失禁管理学会学術教育委員会 (オストミー・スキンケア担当): テアについて. p20, 日本創傷・オストミー・失禁管理学会, 2014
6) 前掲 1), pp18-19
7) 前掲 1), pp27-28
8) 前掲 1), p7
9) 紺家千津子, 赤股 要, 加納宏行, 他:診療報酬改定で大注目! 現場のナースがアセスメント! スキン-テア 見分け方と予防・ケア方法. Expert Nurse 34 (8) : 48, 2018

## 参考文献

1) 日本創傷・オストミー・失禁管理学会 (編):ベストプラクティス スキン-テア (皮膚裂傷) の予防と管理. 照林社, 2015
2) アルメディア WEB
https://www.almediaweb.jp/expert/feature/1712_1/index03.html (2019年10月閲覧)
3) 日本褥瘡学会 (編):褥瘡ガイドブック 第2版. 照林社, 2015
4) 日本創傷・オストミー・失禁管理学会 (編):スキンケアガイドブック. 照林社, 2017
5) 紺家千津子, 赤股 要, 加納宏行, 他:診療報酬改定で大注目! 現場のナースがアセスメント! スキン-テア 見分け方と予防・ケア方法. Expert Nurse 34 (8) : 46-76, 2018

# 索引

## 記号・数字

Ω型固定 83
90度ルール 16

## 欧文

COUNT 54
DESIGN-R® 22
DTI 32
IAD-set 96
IAD-set ケアアルゴリズム 100
K式スケール 4,10
MDRPU 予防・管理フローチャート 60
MNA®-SF 135
NPPV マスク 64
NPWT 48
NPWTi-d 49
OH スケール 4
RENASYS 創傷治療システム 49
SGA 54
STAR スキン-テア分類システム 136
TIME コンセプト 45
V.A.C 治療システム 49

## あ

アームカバー 129,133
アルギン酸 Ag 34
アルギン酸塩 34,139
アルギン酸フォーム 34
アルクロキサ 36
アルブミン 55
アルプロスタジル アルファデクス 36

痛みへの対処
——, ギプスの 74
——, 頸椎固定具の 77
——, 褥瘡における 53
——, 洗浄により生じる場合 102
移動介助, スキン-テアを予防する 131
医療用テープ 130
医療用リストバンド 128
陰圧創傷治療システム 49
陰圧閉鎖療法 48
ウレタンフォームマットレス 21
上敷マットレス 17
栄養 54,134
壊死組織 46
エスカー 46
エネルギー量, 褥瘡治癒を促進するための 55
エモリエント 103
炎症 27,43,141
炎症期 30
おむつ皮膚炎 94
オメガ型固定 83
折り返し巻き 111

## か

潰瘍 40,113,115
外用薬
——, DTI に用いる 33
——, 壊死組織がある場合に用いる 46
——, 感染・炎症を伴う場合に用いる 43

——, 急性期褥瘡に用いる 31
——, 滲出液が多い場合に用いる 41
——, 滲出液が少ない場合に用いる 42
——, 滲出液の量にもとづく 37
——, 水疱に用いる 39
——, スキン-テアに用いる 138
——, 創の縮小をはかる場合に用いる 45
——, 肉芽形成を促進させる場合に用いる 44
——, びらん・浅い潰瘍に用いる 40
——, ポケットがある場合に用いる 47
——, 発赤・紫斑に用いる 38
——, 慢性期褥瘡に用いる 38
——の塗布 52
外力保護ケア 128
過剰肉芽 28
カテーテル固定補助テープ 89
カテーテルハブ 86
カデキソマー・ヨウ素 36
金沢大学式褥瘡発生予測尺度 4,10
ガラス板圧診法 38
簡易体圧測定器 19,20
カンジダ 113,115
感染 27,43

感染徴候 42,141
基剤 37
キチン 34
ギプス 72
ギャッチアップ時の除圧 15
急性期褥瘡 30
教育, スキン-テアにおける 134
局所陰圧洗浄液療法 49
クリティカルコロナイゼーション 42
車椅子 16,129
頸椎固定具 76
経鼻胃チューブ 88
外科的デブリードマン 46
血管留置カテーテル 85
血疱 39,127
下痢 107
—— が持続する原因 108
—— が持続する場合の管理 108
下痢便ドレナージ管理システム 120
交換マットレス 17
厚生労働省危険因子評価票 4,5
好発部位
—— , 医療関連機器圧迫創傷の 59
—— , 失禁関連皮膚炎の 95
—— , 褥瘡の 3
—— , スキン-テアの 123
紅斑 113,114
高流量鼻カニューラ 68
固定用専用テープ 89

コルセット 78
コンドーム型収尿器 112

## さ

在宅版K式スケール 4,11
酸化亜鉛 36
三角巻き 110
酸素カニューラ 70
シーネ 72
四肢固定具 72
持続的難治性下痢便ドレナージ 106
紫斑 38,127
ジメチコン 102
ジメチルイソプロピルアズレン 36
じゃばら当て 110
主観的包括的アセスメント 54
出血・凝固期 30
除圧 15
衝撃吸収マット 128
上皮化 45
静脈血栓塞栓症予防用弾性ストッキング 61
褥瘡経過評価用スケール 22
褥瘡の深さ分類 23
シリコンゲルメッシュドレッシング 138,140
寝衣 133
滲出液 26,41,141
浸透圧性下痢 107
水疱 39,127
水様便 104,106
スキンケア
—— , 失禁関連皮膚炎における 102

—— , スキン-テアにおける 132
スキン-テアの予防ケア 128
すね当て 130
スラフ 46
スルファジアジン銀 36
清拭, 失禁関連皮膚炎における 102
成熟期 30
背抜き 15
セラミド 103
洗浄
—— , 失禁関連皮膚炎における 102
—— , 褥瘡における 50
—— , スキン-テアにおける 132
洗浄剤 116
装具型肛門用装具 104
創傷処置, スキン-テアにおける 139
創傷治癒過程 30
創傷被覆材
—— , DTIに用いる 33
—— , 壊死組織がある場合に用いる 46
—— , 感染・炎症を伴う場合に用いる 43
—— , 急性期褥瘡に用いる 31
—— , 滲出液が多い場合に用いる 41
—— , 滲出液が少ない場合に用いる 42

――, 滲出液の量にもとづく 37
――, 水疱に用いる 39
――, スキン-テアに用いる 138
――, 創の縮小をはかる場合に用いる 45
――, 肉芽形成を促進させる場合に用いる 44
――, びらん・浅い潰瘍に用いる 40
――, ポケットがある場合に用いる 47
――, 発赤・紫斑に用いる 38
――, 慢性期褥瘡に用いる 34
――の交換 51,141
――の貼付 51
増殖期 30
創面環境調整 45
ソフトシリコン 138

## た

ダーマカバー 128
体圧測定器 19,20
体圧分散, 車椅子上での 16
体圧分散アルゴリズム 19
体圧分散ケア 12
体圧分散マットレス 17
――の管理上の留意点 21
――の機能 17
――の素材 18
体位変換 12

体位変換, スキン-テアを予防する 131
体位変換補助具 131
多孔性シリコンゲルシート 138,140
単回使用陰圧創傷治療システム 49
弾性ストッキング 61
蛋白質量, 褥瘡治癒を促進するための 55
単品系ストーマ用装具 105
腸管運動障害 107
腸管粘膜障害 107
筒状包帯 129
テープ 130
テープカットの工夫 83
テープ-テア 123
デキストラノマー 35
デブリードマン 46
電動マットレス 17
天然保湿因子 103
動脈ライン 85
特殊ベッド 17
ドライスキン 103
トラフェルミン 36
トレチノイントコフェリル 36
ドレッシング材
→創傷被覆材を参照

## な

軟便 104,106
軟便用の吸収パッド・シート 119
肉芽 28,44
尿 109
――の除去 109
――の付着の防止 109

尿感染の疑い 109,112
尿道留置用カテーテル 81
尿取りパッド 109
尿取りパッドの当て方 110
能動型マットレス 17

## は

ハイドロコロイド 34
ハイドロジェル 34
ハイドロファイバー 34
ハイドロポリマー 34
ハイフローセラピーネーザルカニュラ 68
白色ワセリン 36
発生要因
――, 医療関連機器圧迫創傷の 59
――, 失禁関連皮膚炎の 95
――, 褥瘡の 2
――, スキン-テアの 122
鼻B固定 91
反応型マットレス 17
非固着性ガーゼ 138
非侵襲的陽圧換気療法マスク 64
非電動マットレス 17
被覆材
→創傷被覆材を参照
皮膚接合用テープ 138,140
皮膚の特徴, 高齢者の 2
皮膚の保護 113
皮膚被膜剤 118
皮膚保護剤 117
皮弁 137,139

評価
　——, DESIGN-R®による 24
　——, IAD-setによる 98
　——, STARスキン-テア分類システムによる 136
評価のポイント
　——, D（深さ） 25
　——, E（滲出液） 26
　——, G（肉芽組織） 28
　——, I（炎症/感染） 27
　——, N（壊死組織） 29
　——, P（ポケット） 29
　——, S（大きさ） 26
びらん 40,113,114
深さ分類 23
ブクラデシンナトリウム 36
浮腫 127,141
ブリストル便形状スケール 99
不良肉芽 28
プレアルブミン 54
ブレーデンQスケール 4,8
ブレーデンスケール 4,6
ブロメライン 36
分泌性下痢 107
へたり 21
便 104
　——の除去 104
　——の付着の防止 104

膀胱留置カテーテル
　→尿道留置用カテーテルを参照
ポケット 29,47
ポジショニング 12,13
保湿
　——, 失禁関連皮膚炎における 103
　——, スキン-テアにおける 132
保湿剤 117
保湿剤の使用量の目安 103
発赤 38
ポビドンヨード 36
ポビドンヨード・シュガー 36
ポリウレタンフィルム 35
ポリウレタンフォーム 35
ポリウレタンフォーム銀 35
ポリウレタンフォーム銀/ソフトシリコン 35
ポリウレタンフォーム/ソフトシリコン 35,138,140

## ま

摩擦係数 84
末梢静脈ライン 85
マットレス 17
慢性期褥瘡 30
ミトン型手袋 129

## や

有形便 104
指押し法 38

幼牛血液抽出物 37
腰椎コルセット 78
ヨードホルム 37
抑制具 129

## ら

リスクアセスメント
　——, 褥瘡の 4
　——, スキン-テアの 126
リスク要因チェックリスト
　——, NPPVマスクの 64
　——, 頸椎固定具の 76
　——, 経鼻胃チューブの 88
　——, 血管留置カテーテルの 85
　——, 高流量鼻カニュラの 68
　——, 酸素カニュラの 70
　——, 四肢固定具（ギプス、シーネ）の 72
　——, 弾性ストッキングの 61
　——, 尿道留置用カテーテルの 81
　——, 腰椎固定具（腰椎コルセット）の 78
リゾチーム塩酸塩 37
良性肉芽 28
レッグカバー 129,133
裂傷 124
ロール巻き 111
ロックナット 86

# 商品・製品索引

**創傷被覆材**

アクアセル　34,41,44,45
アクアセル Ag　34,43,47
アブソキュア-サジカル　34
アルジサイト銀　34,43,44,45,47
イントラサイトジェルシステム　34,40,45,46
エスアイエイド・メッシュ　138
エスアイ・メッシュ　138
オプサイトウンド　31,35,38
カルトスタット　34,40,41,44,47
グラニュゲル　34,40,45,46
コムフィール　34,40,42,44,45
ソーブサンフラット　34,40,41,44,47
ティエール　34,40,41,42,44,45
テガダームトランスペアレントドレッシング　31,35,38
テガダームハイドロコロイドライト　31,34,38,40,42
テガダームフォームドレッシング　35,41,44,45
デブリサンペースト　35,41,46
デュオアクティブ CGF　34,40,42,44,45
デュオアクティブ ET　31,34,38,40,42
パーミエイド S　31,35,38
バイアテン　35
バイアテンシリコーン　35
バイオヘッシブ Ag　35
ハイドロサイト AD ジェントル　35,40,41,44,45,138
ハイドロサイト AD プラス　35
ハイドロサイト薄型　35,40,42
ハイドロサイト銀　35
ハイドロサイトジェントル銀　35
ハイドロサイトプラス　35,73
ハイドロサイトライフ　35
ビューゲル　34
ベスキチン W-A　34,40,41,44,45
メピテル　138
メピテルワン　138
メピレックストランスファー　138
メピレックスボーダーⅡ　35,40,41,44,45,138
メピレックスボーダー Ag　35
メピレックスボーダーライト　35
メピレックスライト　35,40,42

### 外用薬

亜鉛華軟膏　31,36,38,40,45
アクトシン軟膏　36,40,44,45
アズノール軟膏　31,33,36,38,39,40,45,138
アルキサ軟膏　36,44,45
イソジンゲル　36,43
イソジンシュガーパスタ軟膏　36,41,44,45,46,47
オルセノン軟膏　36,42,44,47
カデックス外用散　36,41,43,46
カデックス軟膏　36,41,43,46,52
ゲーベンクリーム　31,33,36,42,46,52,53
ソルコセリル軟膏　37,45
タマガワヨードホルムガーゼ　37,46
ネグミンシュガー軟膏　36
白色ワセリン　31,36,38,138
ハクゾウヨードホルムガーゼ　37,46
フィブラストスプレー　36,44,45,47
プロスタンディン軟膏　36,40,45
ブロメライン軟膏　36,46,53
ポビドンヨードゲル　36
ユーパスタコーワ軟膏　36,52
ヨードコート軟膏　36,41,43

### 洗浄剤

コラージュフルフル泡石鹸　116
シルティ 水のいらないもち泡洗浄　116
セキューラCL　116
ソフティ 泡洗浄料　116
ベーテル™F 清拭・洗浄料　116
リモイスクレンズ　116

### 保湿剤

コラージュD メディパワー 保湿ジェル　117
シルティ保湿ローション　117
セキューラML　117
ベーテル™ 保湿ローション　117

### 皮膚保護剤

3M™ キャビロン™ ポリマーコーティング クリーム 117
セキューラ PO 118
ソフティ 保護オイル 118
リモイスバリア 117

### 皮膚被膜剤

3M™ キャビロン™ 非アルコール性皮膜 118
セキューラ ノンアルコール被膜 118
リモイスコート 118

### 軟便用の吸収パッド・シート

アテント S ケア軟便安心パッド (業務用) 119
アテントお肌安心パッド軟便モレも防ぐ (市販用) 119
リフレ軟便モレを防ぐシート 119

### 肛門パウチングに使用できる装具

イレファイン・D キャップフラット 119
フレックステンド フィーカル (肛門用) 119
ポスパック・シンプル 105,119

### 下痢便ドレナージ管理システム

バードディグニシールド 120
フレキシシール SIGNAL 120

### コンドーム型収尿器

インケア・インビューカテ 112
コンビーン 112
コンビーン セキュアー 112